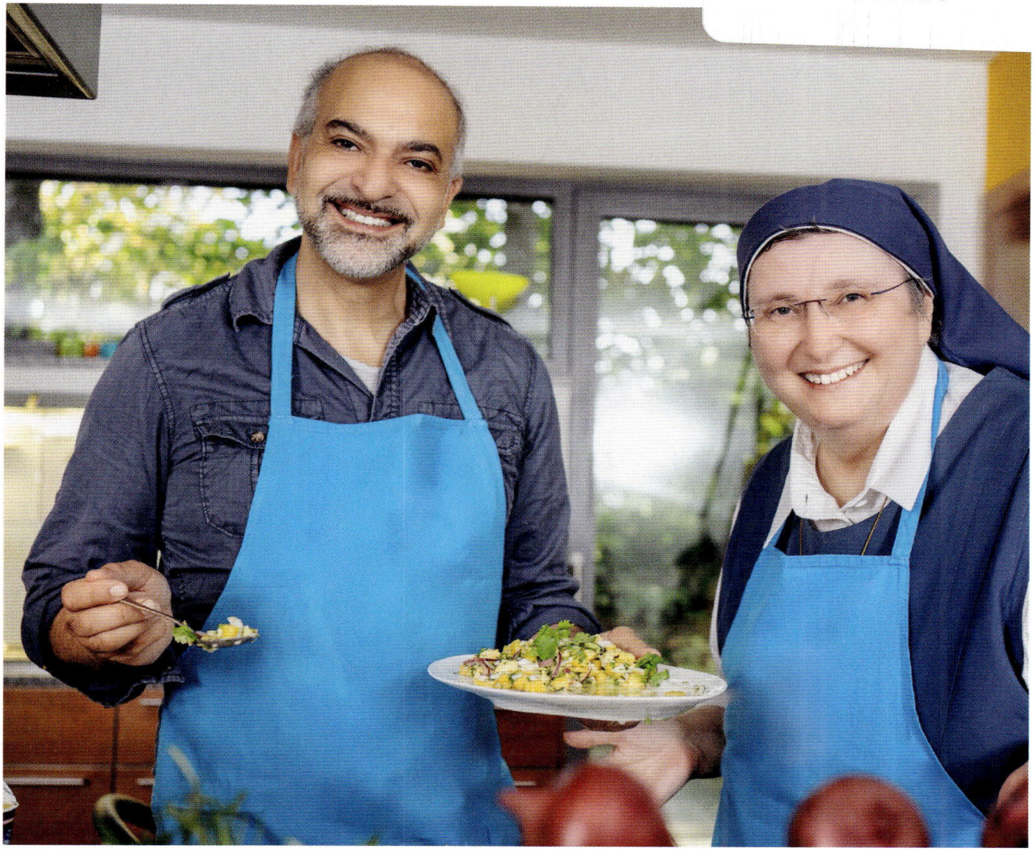

Gemeinsames Kochen: Prof. Sehouli und Schwester Teresa bei ihrer gemeinsamen Freundin Dr. Heidi Massinger-Biebl in Waldkirchen

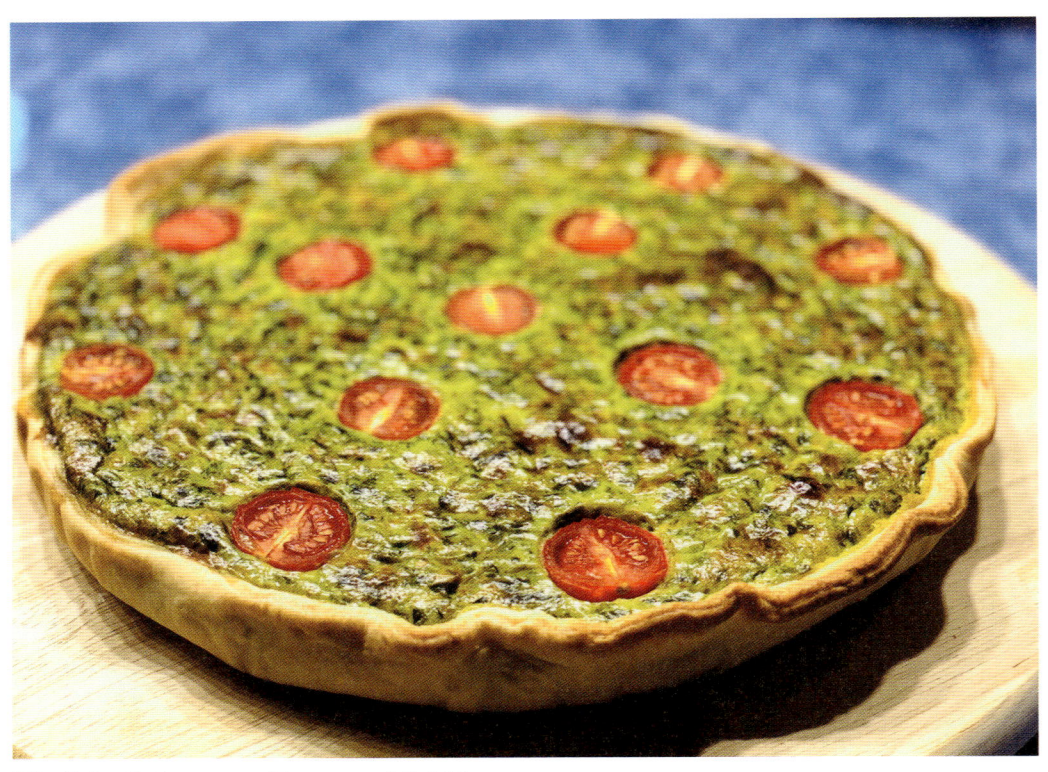

Köstliche Spinattarte, Rezept auf S. 111

Schwester Teresa Zukic
Prof. Dr. med Jalid Sehouli

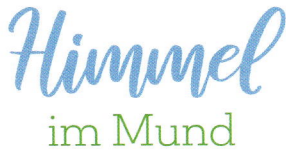

# Himmel
## im Mund

*Für alle, die das Essen und Kochen so lieben,
wie wir es jeden Tag tun.*

© Verlag Herder GmbH, Freiburg im Breisgau 2022
Alle Rechte vorbehalten
www.herder.de

Satz: Daniel Förster, Belgern
Fotos: privat und Manfred Rauscher, Jandelsbrunn © Teresa Zukic
Herstellung: PNB Print Ltd
Printed in Latvia

ISBN Print 978-3-451-39173-6

Schwester Teresa Zukic
Prof. Dr. med Jalid Sehouli

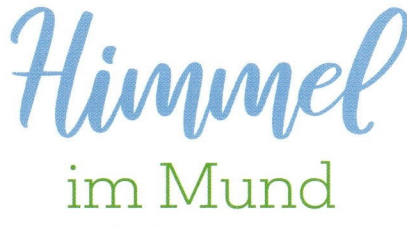
# Himmel
## im Mund

Heilsamer Genuss
für mehr Lebensfreude

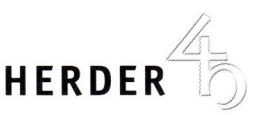

HERDER

FREIBURG · BASEL · WIEN

# Inhalt

## Wie wir uns begegnet sind ... 11

Eine Furcht einflößende Diagnose und viele Wunder ... 12
Eine schwierige OP und der Beginn einer echten Freundschaft ... 16
Gesund schlemmen ... 19
Warum wir gemeinsam ein Kochbuch schreiben (mussten) ... 20
Mythen und Fakten zum Thema Ernährung und Krebs ... 21
Die Zeit der Krebserkrankung war ein Geschenk ... 27

## Was essen und kochen uns bedeutet ... 31

Ein Vorgeschmack auf den Himmel ... 32
Essen bedeutet, mir und anderen Achtsamkeit zu schenken ... 39

## Unsere Lieblingsgerichte ... 43

Schwester Teresas Gerichte ... 44
Jalid Sehoulis Gerichte ... 50

## Was Leib und Seele brauchen ... 57

### Dankbarkeit ... 58
Mit tiefer Lust genießen ... 58
Mein Lebenstraum hat sich erfüllt ... 61

### Heimat ... 66
Wo ich geliebt bin, bin ich zu Hause ... 66
Tajine und Streuselkuchen ... 70

## Freundschaft .... 77
Meine Freunde sind deine Freunde .... 77
Warum Freunde so wichtig für die Gesundheit sind .... 81

## Überraschungen .... 87
Überraschungen sind die Würze des Lebens .... 87
Ein Welttheater der Geschmäcker .... 90

## Heilung und Heilsamkeit .... 96
Heilung und Heilsamkeit für Leib und Seele .... 96
Was ist Heilung? .... 99

## Trost und Zuversicht .... 106
Worte und Taten, die trösten .... 106
Wie vermittele ich Trost und Zuversicht? .... 109

## Erleichterung .... 116
Zeit für mehr Offenheit und Humor .... 116
Was tut meinem Darm nach einer Operation gut? – klassische und unkonventionelle Tipps .... 119

## Lebensfreude .... 127
Unser bestes Leben beginnt jetzt .... 127
Wann ist ein Rezept gesund? .... 130

## Geschmack .... 135
Wer nicht genießt, ist ungenießbar .... 135
Was ist Schmecken? .... 138

## Liebe .... 144
Ohne eine Prise Liebe geht es nicht .... 144
Kochen mit Herzklopfen .... 147

Das Autorenteam .... 156

# Rezepte

| | |
|---|---|
| Gefüllte Datteln mit gerösteten Nüssen | S. 30 |
| Meine Meeresfrüchteplatte | S. 45 f. |
| Gefüllte Wachtel auf Rosenkohlbeet | S. 47, im Text |
| Doradenfilet auf Fenchelgemüse | S. 49 |
| Couscous mit Rosinen und Zwiebeln und Hühnchenfleisch | S. 50–52 |
| Pastella mit Seeteufel und Meeresfrüchten | S. 52 f. |
| Tajine mit Lamm und frischen Quitten | S. 54–56 |
| Erfrischende Wassermelonensuppe | S. 62 |
| Gefüllte Himbeeren | S. 63 |
| Gyoza mit Edamame und Garnelen | S. 64 f. |
| Harira, marokkanische Suppe nach Jalid Sehouli | S. 72 f. |
| Nar Nar (marokkanischer Pfefferminztee) | S. 74 |
| Eingelegtes Gemüse kroatischer Art | S. 75 |
| Südtiroler Apfelstrudel | S. 76 |
| Gemüse-Hackfleisch-Traum | S. 82 f. |
| Ente mit Kartoffel, Rotkohl und Kaktusfeige | S. 84 f. |
| Meine Tom Ka-Suppe | S. 91 |
| Spinatsoufflé mit Gemüsecouscous à la Charité | S. 92 f. |
| Chili con Auberginen | S. 94 |
| Kabeljau mit Sellerieschuppen | S. 95 |
| Schnelle Misosuppe | S. 101 |
| Ceviche vom Wolfsbarsch | S. 102 f. |
| Dinkel-Brokkoli-Salat | S. 104 |
| Nervenkekse nach Hildegard von Bingen | S. 105 |
| Köstliche Spinattarte | S. 111 |
| Ratatouille aus dem Ofen | S. 112 |
| Kürbis-Soufflé | S. 113 |
| Matcha-Grüntee-Frischkäsekuchen | S. 114 |
| Köstlicher Kräuter-Fregolasalat | S. 115 |
| Tahina für Hummus, Grundrezept und Hummusvariationen | S. 121–123 |
| Köstliches Veganes Schokoladen-Dattel-Eis und Mousse | S. 124 |
| Selbstgemachter Dattelfrischkäse | S. 125 |
| Dattel-Pita | S. 126 |
| Warme Ziegenkäsespagettini | S. 131 |
| Meine Sommerrollen | S. 132 f. |
| Spargel mit leichter Bozener Sauce | S. 134 |
| Festtagslachs mit Meerettichkruste | S. 140 |
| Thunfisch Sashimi à la Teresa | S. 141 |
| Jalids orientalische Lammhackbällchen | S. 142 |
| Mein Trauen-Käse-Salat | S. 143 |
| Feigentraum | S. 149 |
| Frischkäsebällchen mit Frisésalat und Variationen | S. 151 |
| Knuspriges Hühnchenschlegel trifft Ofengemüse | S. 152 f. |
| Schokoladentarte mit Himbeerspiegel à la Teresa | S. 154 |
| Bonus: Vitamincocktail | S. 155 |

# Wie wir uns begegnet sind

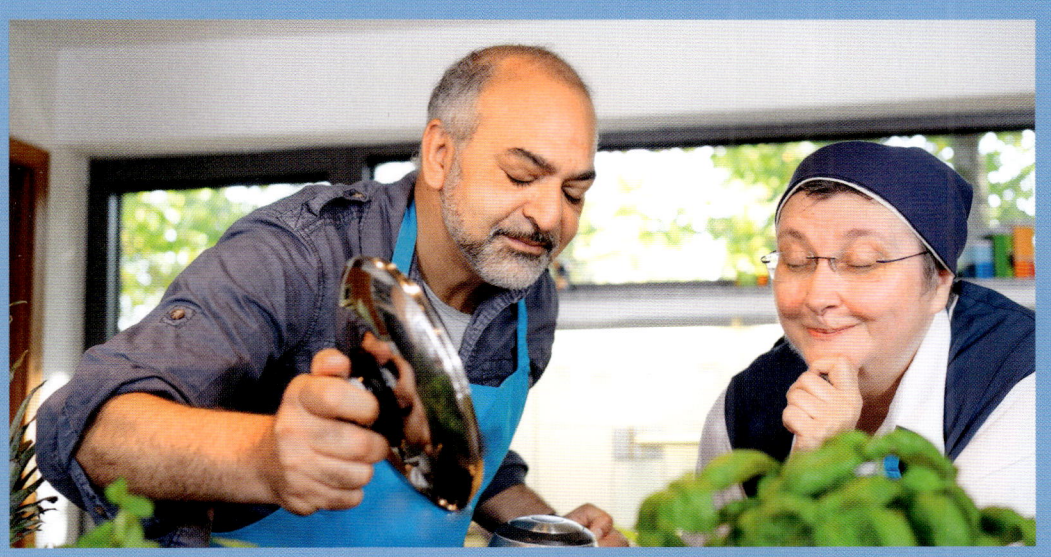

# Eine Furcht einflößende Diagnose und viele Wunder

## Schwester Teresa

Sie können gar nicht ahnen, mit welchem Vergnügen ich dieses neue Buch zu schreiben beginne. Ich lebe nämlich noch.

Das ist für dieses Buch ganz praktisch und dazu noch atemberaubend schön. *Zu leben ist wunderbar.* Wie gerne ich dieses Wort seit einiger Zeit benutze, ist der Tatsache geschuldet, dass es schon an ein Wunder grenzt, dass ich überlebt habe und mit meinen Fingern über die Tastatur meines Laptops tanzen kann. Gott braucht mich anscheinend noch auf dieser Erde und ließ mir den außergewöhnlichen Prof. Dr. Jalid Sehouli über den Weg laufen. Wie wegweisend und dazu abenteuerlich diese Begegnung war, können Sie sich gar nicht vorstellen. Das sind diese Art von Begegnungen und Geschichten, die man nicht erfinden und planen kann. Nur der Himmel kann sich solch ein verrücktes Zusammentreffen ausdenken und damit einen Stein ins Rollen bringen, von dem man erst am Ende ahnt: Da muss Gott Seine liebenden Finger im Spiel gehabt haben.

Blenden wir zurück ins Jahr 2016. Unter den vielen Anfragen, die mich täglich als Rednerin erreichten, kam über den Facebook-Messenger auch eine Bitte direkt aus dem tiefsten Bayerischen Wald, aus Waldkirchen. »Kirchen« ist immer gut, dachte ich.

Ich konnte damals wirklich nicht ahnen, dass dieser Ort für mich schicksalhaft werden würde, und das lag an der Bittstellerin, einer außergewöhnlichen Ärztin, inzwischen treuen Freundin und einer der bodenständigsten Engel der Kranken und Visionärin des Herzens, die nie aufgibt, wie schwer die Hindernisse auch sind. Im dortigen Dialekt war sie »a netta Zecka« oder auf Hochdeutsch eine sympathische »Nervensäge«. Schon lange waren wir auf Facebook befreundet und hatten uns bereits öfters bei meinen Vorträgen getroffen, wenn ich in ihrer Nähe eingeladen war. Sie wollte mich für einen Vortrag gewinnen und gab nicht auf, bis ich einwilligte, zwischen Weihnachten und Silvester nach Waldkirchen zu kommen. »Mei, des wär scheen.«

Grundsätzlich freue ich mich über jede Einladung, nur über diesen Zeitpunkt war ich überhaupt nicht begeistert, denn diese Zeit war für mich vortragsfrei. Bei 200 Veranstaltungen im Jahr und runtergespulten 70 000 km im Auto waren mir diese freien Tage heilig.

Da gehörte ich als Ordensschwester meiner Gemeinschaft und meinem »Bobbelchen« – dem Jesuskind an der Krippe. Es waren Tage der Stille und des vergnüglichen »Seele-baumeln-Lassens«.

Das gelang mir immer am besten, wenn ich zum Pinsel greifen konnte und mich mit Acrylfarben auf Leinwänden ausdrücken konnte, aber noch mehr, wenn ich mich kreativ in der Küche austoben konnte. Denn die Vorbereitungen meines Silvestermenüs standen an. Es ist eine wunderbare Tradition, dass ich von meiner Gemeinschaft als Weihnachtsgeschenk einen Gutschein bekomme, um ein 6-Gang-Menü an Silvester kochen zu dürfen. Kochen ist ein sehr leidenschaftliches Hobby von mir, das ich aber vor meiner Krankheit sehr vernachlässigen musste, weil ich das ganze Jahr unterwegs war. Doch an Silvester empfing meine Gemeinschaft erlesene Gäste.

## *Schicksalhafte Begegnung*

Der Anlass, zu dem mich die Ärztin Dr. Massinger-Biebl, die liebe Heidi, eingeladen hatte, war ihr 50. Geburtstag. Ihr Wunsch war, dass ihre Freunde und Gäste in den »Genuss kommen, einen Vortrag von Schwester Teresa zu hören.« Da ein 50. Geburtstag ja etwas ganz Besonderes ist, ließ ich mich also breitschlagen, mit der Option, mich gleich wieder auf den Rückweg machen zu dürfen.

Was ich nicht ahnen konnte, war, dass ein ganz besonderer Ehrengast im Saal saß, dem sie mich nach dem Vortrag kurz vorstellte: Es war Professor Dr. Jalid Sehouli. Wir begrüßten uns kurz. (Anmerkung Jalid Sehouli: »… aber eher oberflächlich, da viele Menschen mit Schwester Teresa sprechen wollten,«) und dann nach dem Signieren von ein paar Büchern machte ich mich schon wieder auf den Heimweg. Schon am nächsten Tagen schrieb mir die liebe Heidi und bedankte sich, dass mein Referat ihr größtes Geschenk gewesen sei und viele Gäste von meinen Worten berührt gewesen seien, vor allem auch Prof. Jalid Sehouli. Er sei ja der Direktor der Frauenklinik der Berliner Charité, erklärte sie mir, und dass er begeistert war, aber traurig, »dich nicht persönlich noch sprechen zu können«. Sie erwähnte, dass er mich fragen wollte, ob ich einen kleinen Video-Neujahrsgruß für die DIWA (DuichwirAlle)-Facebook-Community aufnehmen könnte, zu der über 12 000 Frauen mit Eierstock-, Bauchfell- und Eileiterkrebs sowie ihre Angehörigen gehören. Er würde sich sehr geehrt fühlen. Natürlich war ich bereit und wiederholte die wohl wichtigsten Sätze des damaligen Vortrages mit ein paar innigen Grüßen in einer kleinen Videobotschaft: »In der Gesellschaft sagt man gerne: Gesundheit ist das Höchste. Das ist für mich der größte Schmarrn: Geliebt zu sein ist das Höchste! Was müssen sonst alle behinderten und kranken Menschen auf dieser Welt denken, wenn Gesundsein das Höchste wäre?« …

## Diagnose bösartiger Gebärmutterkrebs

Das wäre es eigentlich gewesen, wenn nicht im Oktober 2020 die Diagnose Gebärmutterkrebs wie aus dem Nichts mir den Boden unter den Füßen weggezogen hätte. Überraschenderweise war ich erst ganz ruhig, als der erste Verdacht im Raum stand, es könnte ein bösartiger Tumor sein. Ich reagierte noch ziemlich gefasst. Meine erste Reaktion war wohl untypisch: Ich sagte nicht »Warum ich?«, sondern »Warum ich nicht? Was privilegiert mich, dass mich so was nicht treffen könnte?« Als man mir aber die vernichtende Diagnose nach tagelangem Warten telefonisch mitteilte, brach ich zusammen. Mein Schluchzen und Weinen war herzzerreißend und erschütterte alle in meiner Gemeinschaft. Sie hielten mich fest und weinten mit mir. Doch dann fasste ich mich wieder und lachte: »Das war ja filmreif! Das ist noch nicht das Ende. Gott hat immer das letzte Wort.« Das war ihr »Tereschen«. Ich hatte nur verstanden, dass es ein schnell wachsender bösartiger Tumor war und wie sie mich aufschneiden wollten. Es klang alles nach einem Todesurteil.

Ein paar Tage brauchte ich, um den katastrophalen Untersuchungsbefund zu verdauen. Ich durchlebte sehr traurige, angsterfüllte Tage. Das war keine rasante Skateboardfahrt wie bisher in meinem Leben, sondern ich befand mich plötzlich auf einem Ritt, als Surfanfängerin auf einer Monsterwelle, in deren Abgrund ich schaute. Tagelang ging es rauf und runter mit meinen Gefühlen und ich überschlug mich und wurde in die Tiefe gezogen. Einmal im Leben war mir das tatsächlich passiert, obwohl ich sonst eine gute Schwimmerin war. Auf unserer ersten Amerikareise, am Indiana Dune Beach. Ich hatte einfach nicht mit einer solchen Welle gerechnet. Ich überschlug mich, wurde nach unten gerissen, verlor im Strudel die Orientierung, und für ein paar Sekunden packte mich die Todesangst. Gott sei Dank tauchte ich wieder auf.

So ging es mir auch im Oktober 2020. Nachdem ich wieder etwas Hoffnungsboden unter meinen Füßen hatte, kam mir eines Nachmittags urplötzlich die Ärztin aus dem Bayerischen Wald in den Sinn. Ich war überrascht, als ich ihr Facebook-Profil heraussuchte, weil da »Gynäkologin« stand. Das war mir gar nicht bewusst gewesen. Ich kontaktierte sie sofort und die liebe Dr. Heidi Massinger-Biebl rief mich sofort zurück. Als sie von meinem Tumor erfuhr, erzählte sie mir hörbar ergriffen etwas, mit dem ich nicht gerechnet hätte. Ich fiel aus allen Wolken. Sie berichtete mir, dass Professor Dr. Sehouli nach unserem Kennenlernen damals in Waldkirchen gesagt hätte: »Heidi, sag der Schwester Teresa, wenn man so stark ist und Klosterfrau und kein Kind geboren hat, könnte es sein, dass mal etwas mit der Gebärmutter ist.« Die liebe Heidi weigerte sich, mir eine solche Prognose zu sagen. Dafür bin ich ihr dankbar. Ich wüsste nicht, was ich mit so einer Aussage hätte machen sollen.

Nun reagierte sie aber sofort und kontaktierte Professor Jalid Sehouli und ließ ihm meine Befunde zukommen. Er sei ja schließlich der weltweit führende Krebsspezialist für Gebärmutter- und Eierstockkrebs und Direktor der Klinik für Gynäkologie, Charité Campus Virchow-Klinikum in Berlin. Was für einen Rettungsring warf Gott mir da zu?

Am nächsten Tag rief er mich tatsächlich selbst an, begann mit »Schwester Teresa, ich bin Dein Freund« und sprach sehr klar und einfühlsam mit mir über meine Diagnose und holte mich kurz darauf nach Berlin. Nach einer intensiven Untersuchungswoche wurde ich am 16.11.2020 nach einer knapp 7-stündigen Operation vom Tumor befreit. Es folgten eine Chemotherapie und Bestrahlung und die Reha, die ich freiwillig durchführte, um alles Menschenmögliche getan zu haben, damit keine Krebszelle zurückbleiben kann.

Schon nach der ersten Computertomografie war eindeutig: Ich war krebsfrei. Ich hatte den Krebs besiegt. Auch die Nachuntersuchungen und OP des Bauchwandbruches, den ich mir zugezogen hatte, übernahm Professor Sehouli.

Die schicksalhafte Begegnung und Prognose hatten uns zusammengeführt und daraus ist eine tiefe Freundschaft entstanden, denn in ihm ist mir nicht nur ein begnadeter Arzt und Operateur, sondern vor allem ein großartiger Menschenfreund und achtsamer Begleiter im Leben geschenkt worden. Aber weil Gott schon immer gut für Überraschungen war, blieb es nicht nur bei einer interessanten Begegnung zwischen Arzt und Patientin. Wir entdeckten einige Gemeinsamkeiten. Nicht nur, dass wir beide gerne Menschen helfen und ermutigen und Bücher schreiben, sondern wir hatten noch eine gemeinsame Leidenschaft: kochen und genießen.

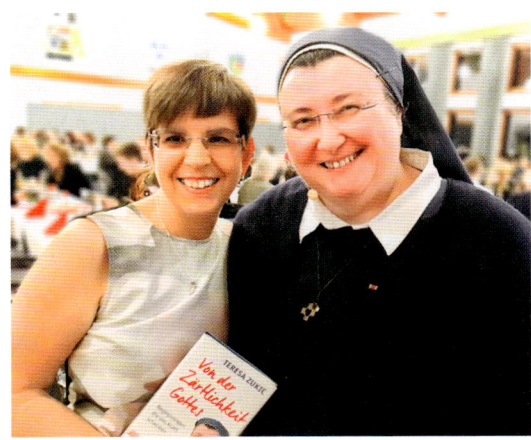

Dr. Heidi Massinger-Biebl am Vortragsabend in Waldkirchen

# Eine schwierige OP und der Beginn einer echten Freundschaft

## Prof. Dr. med. Jalid Sehouli

Schwester Teresa hatte einen Gebärmutterkörperkrebs mit einem sehr seltenen Gewebetyp, einem sog. Karzinosarkom. Für diese Krebserkrankung gibt es bisher keine geeigneten Vorsorgemaßnahmen. Der Abstrich, den man im Rahmen der gynäkologischen Krebsvorsorge durchführen kann, ist zur Erkennung von Gebärmutterkörperkrebs – man spricht von Endometriumkarzinom – nicht geeignet, da er nur für die Zellen der Gebärmutterhalsregion sensibel ist. Doch das ist eine ganz andere Gewebeform. Nachdem ich die Diagnose feststellen konnte, plante ich mit Schwester Teresa die nächsten Schritte. Sie fragte stets detailliert nach dem »Was« und »Wie«, war aber uneingeschränkt zuversichtlich. Ich spürte sehr früh Vertrauen und Vertrauen ist das Rückgrat einer Arzt-Patienten-Beziehung. Auch wenn wir uns erst vor kurzer Zeit kennengelernt hatten, war es so, als ob wir uns schon seit Jahren kannten und schätzten. Unsere Gespräche führten wir stets in Herzenshöhe.

Wenige Tage nach unserem ersten Gespräch war es so weit. Wir führten eine der komplexesten Operationen in der Krebsmedizin bei Schwester Teresa durch. Das Operationsteam bestand aus zwei ärztlichen Assistenten, der instrumentierenden Operationsschwester und ihrer Kollegin, der Anästhesistin und der Anästhesieschwester und mir. Die Operation war erfolgreich, es traten keine Komplikationen auf, sie dauerte insgesamt 6 Stunden und 18 Minuten.

Die Tage nach der Operation waren nicht leicht. Schwester Teresa erholte sich aber rasch, war großartig und sehr aktiv, wir hatten wunderbare Gespräche. Nach fast vierzehn Tagen konnte sie endlich wieder nach Hause, in ihre gewohnte Umgebung, entlassen werden.

Mit der Operation war es aber noch nicht getan. Um ein Wiederauftreten zu vermeiden, war noch eine Anschlussbehandlung nötig. Sie fragte wieder detailliert nach dem »Was« und »Wie«, war aber weiter uneingeschränkt zuversichtlich. Auch die Anschlusstherapie, bestehend aus einer sechsmaligen Gabe einer Chemotherapie über die Vene, und die Strahlentherapie vertrug sie insgesamt hervorragend, auch wenn die Krebstherapie natürlich erhebliche Nebenwirkungen verursachte. Schwester Teresa war und ist ein Wunder.

Ich erinnere mich an den Anruf von Schwester Teresa am Vortag der Operation. Es war gegen 21 Uhr. Sie fragte mich, ob sie sich vor der Operation einen letzten Wunsch erfüllen dürfte. Schwester Teresa wollte mit Pfarrer Franz einen Schluck Champagner trinken. Ich fragte »Warum nicht?« und antwortete sofort mit »Ja«. Auch wenn ich ihr Lächeln durch das Telefon nicht sehen konnte, spürte ich das Lächeln und das Strahlen in ihren Augen und den Augen von Pfarrer Franz.

Auch nach der Operation philosophierten wir viel – über die Welt, Gott und das Essen. Wassermelone, Lachsbrot, frische Erdbeeren, alles worauf sie Appetit hatte, durfte Teresa essen. Ich weiß, sie hätte es auch ohne meine Erlaubnis getan, das ist Mündigkeit!

Lange dachte man, dass die Nüchternheit der Patienten die Operationen vereinfachen und Komplikationen vorbeugen könne. So herrscht bis heute in vielen Krankenhäusern das Gesetz, dass am Vorabend einer Operation weder getrunken noch gegessen werden darf. Es ist ein völlig veraltetes und überholtes Gesetz: Seit Jahren empfehlen die Fachgesellschaften, nur eine »Vorder-Operation-Fastenzeit« von sechs Stunden einzuhalten. Leider passiert es aber weiterhin, dass Patienten unnötigerweise zu lange Fastenzeiten aufgezwungen werden, was negative Einflüsse auf die Lebensqualität, aber auch auf die Gesundheit hat.

Neuere Studien zeigen eindeutig, dass lange Nüchternheit vor der Operation eher schwächt und die Patientinnen teilweise »austrocknet«. Man spricht in der Medizin von Exsikkose, welches aus dem Lateinischen von *ex* = aus und *siccus* = trocken stammt. Durch das lange Fasten über viele Stunden gehen dem Organismus wichtige Salze, wie Natrium und Kalium, also die Elektrolyte, verloren, und der Körper wird geschwächt. Eine Operation ist mit einem Marathon zu vergleichen, daher benötigt auch jede OP eine gute Vorbereitung.

Bei Sportlern hat sich seit vielen Jahren das sog. *Carboloading* etabliert. Hierunter versteht man das Zuführen von Kohlenhydraten, um die Zuckerspeicher, das Glykogen, aufzufüllen. Viele kennen die Pastapartys vor Sportwettkämpfen. Jetzt hält auch in der Medizin das *Carboloading* mehr und mehr Einzug. Ein *Carboloading*-Getränk ist energiereich, klar, teilchen-, fett- und milchfrei und wird etwa zwei Stunden vor der Narkose zu sich genommen. Neuere Studien konnten zeigen, dass damit die perioperative Stressreaktion des Stoffwechsels, also die Stressreaktion rund um die Operation, deutlich reduziert wird und die sog. postoperative periphere Insulinresistenz vermindert wird. Die Zellen reagieren nicht mehr auf das körpereigene Hormon Insulin, denn Insulin benötigen die Zellen, um Zucker aufzunehmen. Durch das Zuckergetränk kommt es zu einer Erhöhung des Insulin-Wertes sowie einer Hemmung der Fettverbrennung, der sog. Lipolyse. Somit senkt sich die Konzentration der schädlichen freien Fettsäuren im Blutkreislauf. Weitere Studien konnten zudem zeigen, dass das Trinken von Energiedrinks zudem nicht zu einer postoperativen Übelkeit oder zu Erbrechen führt und sich der Patient schneller erholt.

Im Allgemeinen reicht eine Nüchternheit für feste Speisen von sechs Stunden. Fruchtfleischlose Säfte, Tees, Kaffee ohne Milch und Fruchtsäfte sind bis zu zwei Stunden vor der Operation erlaubt, so die Empfehlung der Deutschen Gesellschaft für Anästhesiologie und Intensivmedizin sowie des Bundes der Deutschen Anästhesisten.

In unserer Klinik wecken wir sogar unsere Patientinnen morgens etwa zwei Stunden vor ihrer Operation und geben ihnen zuckerhaltige klare Flüssigkeiten, da verschiedene Studien einen positiven Einfluss auf die Insulinausschüttung gezeigt haben und es die Patientinnen in eine bessere Stoffwechsellage für die Operation bringt.

Das Thema »Fasten und Krebs« wird ebenfalls von Patienten immer wieder angesprochen. Von belastenden Fastenkuren sollte stets abgeraten werden, denn den Krebs kann man nicht mit Nahrungsentzug aushungern. Fastenkuren verstärken in der Regel nur die häufig bereits bestehende Mangelernährung.

Anders scheint die Situation während einer Chemotherapie zu sein. Dies zeigte eine Studie aus dem Jahr 2018, die wir an der Charité mit dem Team von Professor Michalsen aus Berlin an Frauen mit Eierstockkrebs durchgeführt hatten: In der Fasten-Gruppe durften die Patientinnen uneingeschränkt Wasser und/oder Tee trinken, zusätzlich erhielten sie 200 ml Gemüsesaft sowie leichtes Gemüse mit einem Energiegehalt von etwa 350 kcal. Die Fastenzeit dauerte etwa 60 Stunden – von 36 Stunden vor der Chemotherapie bis zu 24 Stunden nach der Chemotherapie. Das Fasten hatte bei den Frauen positive Einflüsse auf die Lebensqualität, auch konnten günstige Einflüsse auf das Erschöpfungssyndrom, das Fatigue-Syndrom, gezeigt werden.

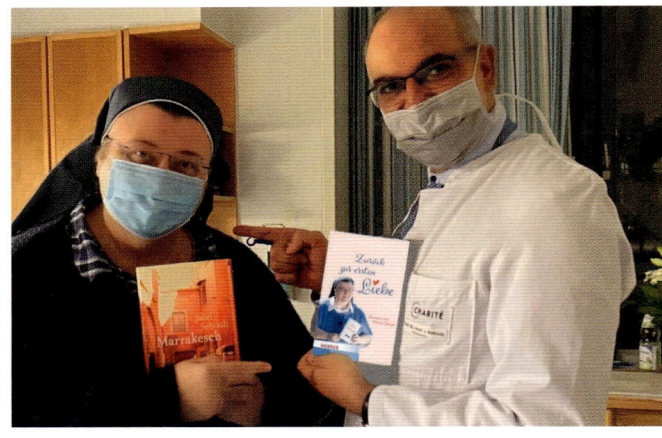

Büchertausch
im November 2020

# Gesund schlemmen

## Schwester Teresa

Gott ließ mich überleben und ER hat mir etwas Köstliches geschenkt: Ich bekam während der anstrengenden Chemotherapie keine Übelkeit. So begann ich alles auszuprobieren, was meinem Immunsystem und meinem Körper dienlich sein konnte. Ich las mich durch die Krebsliteratur und die vielen Ratgeber. Mit viel Gemüse und frischen Kräutern kochte ich mich anfangs durch die internationale Küche. Von japanischer Misosuppe bis orientalischem Hummus.

Was ich anfangs nicht wusste: dass Professor Sehouli am Wochenende auch immer für seine Familie kocht, obwohl ich mich immer wieder fragte, wie er das bei seinem Pensum auch noch schafft. Wir fingen an, uns gegenseitig Fotos von unseren Gerichten zu schicken. Schließlich begann ich seine marokkanischen Rezepte auszuprobieren, und ich war sehr von den Gewürzen beeindruckt, die mir sichtlich guttaten: Kurkuma, Kreuzkümmel, Safran, Zimt, Ingwer, Knoblauch, Lorbeer und frischer Koriander oder Minze. Natürlich kannte ich diese Gewürze, aber das Zusammenspiel war atemberaubend. Auch zogen Datteln und Granatäpfel in unsere Küche ein. Dank meiner großartigen Mitschwestern, die mir auch noch ein Kräuterhochbeet bepflanzten, konnte ich aus dem Vollen schöpfen. Ich schaffte es sogar, marokkanische Bastillas hinzubekommen, was Professor Sehouli mit »unglaublich« kommentierte. Das Ausprobieren immer neuer Varianten und gesunder Rezepte weckte eine unbändige Lebensfreude und Kreativität in mir. So zauberte ich Tag für Tag, wenn es mein Gesundheitszustand erlaubte, gesunde Köstlichkeiten für meine Gemeinschaft und mich.

Es dauerte nicht lange, bis mein wunderbarer Herder Verlag uns für ein gemeinsames Buch gewinnen konnte. Der Geschäftsführer und langjährige Freund Simon Biallowons meinte: »Ihr beide seid Heiler auf eure besondere Weise, wie ihr den Menschen guttut.« Uns war sofort klar, dass es ein Kochbuch für Leib und Seele werden würde.

# Warum wir gemeinsam ein Kochbuch schreiben (mussten)

## Prof. Dr. med. Jalid Sehouli

Als wir zum ersten Mal über das Kochen sprachen, war uns sofort klar, dass wir gemeinsam ein Kochbuch schreiben müssen. Es war, als ob wir uns begegnet waren, um genau das zu tun: von uns zu erzählen, zu philosophieren, uns gegenseitig und anderen zu helfen und dieses Buch zu schreiben

Ja, natürlich gibt es schon unzählige Kochbücher, die alle so tun, als ob sie das erste und einzige Kochbuch wären und die beste und einzige Lösung für Gesundheitsprobleme kennen und dies auch so propagieren. Unser Buch sollte anders sein. Wir wollten ein Buch über die Beziehung zwischen Menschen und die Beziehung zwischen Menschen und den Speisen schreiben, ein Buch in Form eines Liebesbriefs an die Menschen und die Speisen.

Betrachtet man Essen im Zusammenhang mit Gesundheit, so sollten wir die Definition der Weltgesundheitsorganisation (WHO) als Grundlage unserer Betrachtung heranziehen. Sie definiert Gesundheit als »einen Zustand vollständigen körperlichen, seelischen und sozialen Wohlbefindens und nicht nur das Freisein von Krankheit oder Gebrechen«.

Jetzt wird sicher klar, warum wir ein derartiges Buch schreiben mussten, und dass die Grundlage für diese Ausführungen nur die menschlichen Beziehungen und die menschlichen und ganzheitlichen Dialoge sein können. Das Buch konnte nur entstehen, weil wir es aus unserer Freundschaft heraus geschrieben haben. Das ist das Rezept unseres Buches. Machen wir uns auf, mit allen unseren Sinnen, Menschen und ihre ganz persönlichen Geschichten zum Essen zu entdecken. Dieses Buch soll nicht belehren, sondern inspirieren, dieses Buch soll nicht einengen, sondern befreien und vor allem Lebensfreude bereiten.

# Mythen und Fakten zum Thema Ernährung und Krebs

## Prof. Dr. med. Jalid Sehouli

Kaum ein Bericht in der Presse, kaum ein Gespräch in der Sprechstunde, ohne dass das Thema »Essen und Krankheit« diskutiert wird. In der Ärzteschaft wird es dagegen bislang kaum diskutiert, und die meisten Therapeuten schweigen aus Unsicherheit. Grundsätzlich sollten wir diesem Thema aber in der Medizin unbedingt mehr Raum schenken. Es ist wichtig, dass wir die wissenschaftlichen Diskussionen differenzierter führen und nicht zu schnell pauschal in »gut« oder »schlecht« einteilen.

Eine Krankheit kann auch eine Chance sein, um die eigene Ernährung für sich persönlich neu zu definieren. Nur zu häufig essen wir ohne Bewusstsein, ohne Achtsamkeit und ohne Genuss. Ebenso benötigen wir den Diskussionsraum, um mit vielen falschen, aber gut gemeinten Ratschlägen aufzuräumen und »Unwahrheiten« zu widerlegen. Über das Thema Essen mit den Patientinnen und Patienten zu sprechen, kann Ärztinnen und Ärzten zudem helfen, den ganzen Menschen zu sehen, nicht nur seine Krankheit. Das Gespräch kann den Medizinern auch dabei helfen, die individuellen Wünsche und Erwartungen des Patienten zu erfahren und die Beziehung zwischen Ärzten und Patienten und den anderen Berufsgruppen zu verbessern.

Ein Beispiel: Das Thema Diät ist bei Krebskranken ein sehr großes Thema. Aussagen, wie »Iss dies, und iss bitte bloß nicht dies!«, prasseln täglich auf Krebspatienten ein. Häufig entstehen diese Ratschläge aus Angst und Sorge, da es manchmal leichter ist, etwas zu empfehlen, als die Stille und die Trauer auszuhalten. Sehr empfehlen kann ich die Broschüre der Deutschen Krebshilfe »Ernährung und Krebs«, die wichtige Tipps rund um das Thema Ernährung gibt.

Seriöse Krebsdiäten, die den Krebs aushungern, gibt es nicht. Auch vor einseitigen und belastenden Diäten bei Krebspatienten ist grundsätzlich abzuraten, da sie gerade bei Patienten, die bereits aufgrund ihrer Krebserkrankung oder Krebstherapie stark an Gewicht verloren haben, zusätzlich und teilweise gefährdende Effekte haben können. Wenn Patienten normal essen können, weil sie keine großen Beschwerden wie etwa Übelkeit haben, dann empfehlen wir ihnen eine abwechslungsreiche, vollwertige Ernährung, wie sie alle gesunden Menschen zu sich nehmen sollten.

Wenn Patienten normal essen können und keine Einschränkungen in der Verdauung und Resorption (Nahrungsaufnahme) vorliegen, unterscheiden sich die allgemeinen Empfehlungen für eine gesunde Ernährung für Krebspatienten nicht von »völlig« Gesunden. Alle Menschen sollten auf eine abwechslungsreiche und vollwertige Kost achten, die auch schmecken darf!

Doch nicht nur unter Krebspatientinnen und -patienten kursieren wissenschaftlich nicht belegbare Ernährungsmythen. Selbst im Klinikalltag gibt es viele Mythen, die sich hartnäckig halten. So existiert kaum ein Bereich in der Medizin, der mit so strengen und teilweise unverständlichen Ernährungsregeln besetzt ist wie die Chirurgie.

»Bitte bleiben Sie ab dem Abend vor der Operation nüchtern.«

»Nach der Operation essen Sie bitte nur Schonkost. Normales Essen dürfen Sie erst wieder essen, wenn Sie abgeführt haben.«

Fragt man nach den Quellen der vielen Empfehlungen, wird man schnell erkennen, dass kaum jemand diese benennen kann. Die Empfehlungen wurden meist vererbt von Küchenchefin zu Küchenchefin, von Krankenschwester zu Krankenschwester, von Arzt zu Arzt.

Das Wort »Schonkost« suggeriert, dass sie schonend für den Krankenhauspatienten ist und eine leicht verdauliche Krankenkost gemeint ist. Sucht man aber nach einer einheitlichen Definition, muss man lange suchen, da sehr unterschiedliche und zum Teil sehr widersprüchliche Beschreibungen genannt werden.

Die sogenannte »Schonkost« wurde zuerst bei Magen-, Darm- und Lebererkrankungen verordnet und bestand früher typischerweise aus Milch, Eiern, Suppen und Haferschleim. Dabei wurden die vielen Besonderheiten der sehr unterschiedlichen Erkrankungen und Krankheitssituationen, wie Leberzirrhose, Lebermetastasen, chronische Darmerkrankungen wie Morbus Crohn, Collitis Ulzerosa, Magengeschwüren, Gastritis etc. bei den einzelnen Empfehlungen nicht speziell beachtet.

Immer wieder berichten mir Patientinnen und Patienten, dass sie im Krankenhaus beim Blick auf die Tabletts mit Schonkost-Menüs den Eindruck hatten, dass es sich statt um echte Schonkost eher um einen Ernährungsbelastungstest handelt, da sich auf ihren Tellern teilweise schwer verdauliches Gemüse oder Fleisch befand.

Welche Speisen leichter bekömmlich sind, ist sehr individuell und von vielen Faktoren, wie den eigenen Erfahrungen und Vorlieben sowie teilweise aktuell noch unbekannten Faktoren abhängig. Hierzu gehören auch die persönlichen Gewohnheiten, Vorlieben und Erfahrungen, die häufig bereits in der Kindheit angelegt wurden. Wenn es schwerfällt zu beantworten, was gut und was weniger gut vertragen wird, empfiehlt es sich ein Ernährungstagebuch zu führen.

Doch darüber hinaus gibt es auch Grundsätze, die für alle Patienten gelten:

1. Essen Sie Suppe: Im Allgemeinen verweilen fettreiche Speisen länger im Magen-Darm-Trakt als fettarme Speisen. Suppen haben meist eine kürzere Verweildauer, sodass nach einer Operation gerne auch Mutters- oder Omas-Suppe gegessen werden kann.
2. Vergessen Sie nie Gemüse und Obst: Drei Portionen Gemüse sollten es täglich sein, gerne auch als (wirklich) frisch gepresster Saft. Als gut bekömmliche Gemüsearten gelten unter anderem Fenchel, Kartoffeln, Tomaten, Karotten, Aubergine und Kohlrabi, bitte stets gedünstet oder mit sehr wenig Fett zubereiten. Auch Obst sollte nicht fehlen, mindestens zwei Portionen am Tag. Greifen Sie auch zu reifen Bananen und allen Beeren.
3. Trinken Sie genug: Alle Menschen sollten ausreichend trinken, am besten Wasser, mind. 1,5 Liter pro Tag, wenn möglich, keine gesüßten Fruchtgetränke, wie Cola. Ausreichendes Trinken ist das Kernstück jeder gesunden Ernährung.
4. Essen Sie vollwertig: Grundsätzlich wird eine sog. angepasste Vollkost empfohlen. Darunter versteht man eine vollwertige Ernährung, die die ausreichende Versorgung mit allen wichtigen Nährstoffen deckt, die aber auf einzelne und individuell abgestimmte Lebensmittel verzichtet. Bei der angepassten Vollkost sollte das Fleisch die Speiseteller nicht dominieren. Achten Sie auf fettarmes Fleisch und essen Sie statt Fleisch auch einmal ein Fischrezept. Verzichten Sie dabei aber lieber auf schwere Soßen, Cremes und Mayonnaise.
5. Vermeiden Sie Stress beim Essen: Und bitte nicht vergessen: Nehmen Sie sich Zeit, um ausreichend zu genießen und zu kauen und vermeiden Sie unnötigen Stress und Ablenkung beim Essen.
6. Bewegen Sie sich nach dem Essen: Wichtig ist auch, stets auf Bewegung zu achten und auch nach einem grandiosen Fest einen Spaziergang allein oder mit den Liebsten einzuplanen. Und wenn das Essen doch etwas schwerer war und vielleicht die eine oder andere Kalorie zu viel, dann laufen Sie doch einfach etwas länger!

## Exkurs: Tim Mälzers grandioses Krankenhausmenü

*Vor wenigen Tagen traf ich in Berlin bei einem großartigen Event zum Informations- und Wissensaustausch zwischen Krebsbetroffenen und Expertinnen und Experten sowie zur Stärkung der Selbsthilfe Tim Mälzer, den großartigen Koch und Kochbuchautor. Er hatte ein typisches Krankenhausessen nachgekocht und sich auch an die Rahmenbedingungen einer Großküche in einem Krankenhaus gehalten.*

*Was Tim Mälzer beim Krankenhausessen ganz besonders negativ auffiel, war die häufig miserable Qualität des Brotes. Hier hielt er den Begriff »Schonkost« für besonders unpassend. Schlechtes Brot kann sehr belastend für den Darm sein und sich gerade bei Blähungen und Darmunverträglichkeit nachteilig auswirken.*

*Tim Mälzers eigenes Menü war grandios, kostete nur 6 Euro. Ich hoffe sehr, dass wir Tim Mälzers großes Wissen und seine Sensibilität und Kompetenz für die Verbesserung der Krankenhausverpflegung breitflächig nutzen können.*

*Hier das Rezept von Tim Mälzer, ein echtes kulinarisches Erlebnis: Er bereitete als Vorspeise einen Wildkräutersalat (2,76,–€), als Hauptgang »Tims Hühnerfrikassee« (1,36,–€) oder Serviettenknödel mit Rahmpilzen (1,89,–€) und zum Dessert eine Apfeltarte (0,62,–€) zu. So kam er auf einen Gesamtwareneinsatz inkl. 1,00,- € für Deko etc. von 5,75,–€ bzw. 6,27,–€.*

*Für Frühstück, Mittag und Abendessen, inkl. der Getränke, gaben Krankenhäuser 2018 durchschnittlich 3,84,–€ pro Tag und Patient aus, 2005 waren es noch 4,45,–€ und dies, obwohl die Nahrungsmittelpreise seitdem gestiegen sind. Daher müssen wir uns als Gesellschaft die Frage stellen, was uns wie viel wert ist, um endlich die Rahmenbedingungen für ein »besseres« Krankenhausessen einzuführen.*

Für die allgemeine Einschätzung, welche Kost einem Patienten individuell zu empfehlen ist, sollten neben der Empfehlung spezieller Speisen auch andere Faktoren, wie deren Zubereitung, wie Dünsten, Dämpfen, Kochen, fettarmes Grillen, die Temperatur, die Anzahl der Mahlzeiten, das Kauen (Zerkleinerung der Speisen), der Geschmack (Geschmacksveränderungen durch Narkose, Medikamente), die Operationsart und die beteiligten Abschnitte des Magen-Darm-Trakts und nicht zuletzt die Vorlieben und Erfahrungen der Patienten eine große Rolle spielen. Doch meist bleiben sie völlig unberücksichtigt.

Grundsätzlich gilt also, dass es an sich *keine* Kontraindikation für eine spezielle Speise gibt und die individuellen Vorlieben und Erfahrungen der Patienten beachtet werden sollten.

Bei Operationen am Magen-Darm-Trakt sollte stets auch bei der Auswahl der Speisen beachtet werden, dass Patienten, die operiert wurden, aufgrund der Narkose, den verabreichten Medikamenten, wie Antibiotika, und des operativen Eingriffs Einschränkungen und Symptome, wie Übelkeit oder Erbrechen unterschiedlichsten Ausprägungsgrades aufweisen können. Man spricht von der sog. postoperativen Übelkeit und Erbrechen (PONV), die bei etwa jeder dritten Patientin bzw. jedem dritten Patienten zu beobachten ist.

### Welches Essen ist nach der OP zu empfehlen?
Wichtig ist, dass die Lebensmittel nicht blähend sind. Empfehlenswerte Speisen sind:

1. Kartoffeln, Auberginen, Äpfel und Zitrusfrüchte sowie Gebäck, Kuchen und Brot. Sie erhöhen das Gasvolumen weniger stark.
2. Eine geringe Beeinflussung des Gasvolumens wird folgenden Lebensmitteln bescheinigt: Fleisch, Geflügel, Fisch, Eier, Reis, Mais, Nüsse und Schokolade. Unter den Gemüsesorten zählen Kopfsalat, Tomaten, Brokkoli und Blumenkohl sowie Spargel dazu. Zudem gelten Kirschen, Trauben und Wassermelonen als gering blähend.

### Empfehlenswerte Getränke:
Karminativa sind pflanzliche Mittel, die als blähungstreibend gelten und Blähungen lösen sollen. Dabei kommen vielfach Tees mit Fenchel, Kümmel, Anis, Kamille, Ingwer und Pfefferminze zum Einsatz. Diese Kräutermischungen sollen zudem das Abführen unterstützen.

### Welche Lebensmittel sind nach einer OP nicht zu empfehlen?
Negativliste (nur als Orientierung zu verstehen):

Erbsen, Bohnen, Linsen, Rosenkohl, Zwiebeln, Sellerie und Karotten sowie Bananen, Pflaumen, Aprikosen und Rosinen gelten als stark blähend. Hierzu zählen ebenso Weizenkleie und Vollkornbrot (bitte auf die Brotqualität achten).

Des Weiteren gelten auch alkoholische Getränke, kohlensäurehaltige Getränke, Fruchtsäfte und zu viel Kaffee als blähungsfördernd. Verzichten Sie zudem auf Zuckeraustauschstoffe bzw. Zuckeralkohole wie Sorbit.

Daneben gibt es noch mehr überraschende Tipps, von denen Sie vielleicht noch nie gehört haben, doch dazu mehr im Abschnitt »Erleichterung«.

Fassen wir die Erkenntnisse noch einmal zusammen: An sich bedürfen Krebspatienten keiner speziellen Diät. Grundsätzlich sollten nicht nur Krebspatienten, sondern alle Menschen auf eine gesunde und ausgewogene Ernährung achten, um die eigene Gesundheit und ihr Wohlbefinden zu stärken. Eine bestimmte Ernährung gegen Krebszellen gibt es nicht, auch wenn in der Presse immer wieder spezielle Krebsdiäten propagiert werden. Es existieren zwar Hinweise für ungünstige Einflüsse durch die Ernährung, z. B. durch übermäßigen Verzehr von raffiniertem Zucker und Fett, die bei der Auslösung von Krebserkrankungen eine Rolle spielen können. Es gibt jedoch keine Beweise dafür, dass ein Tumor, geschweige denn der Krebsverlauf durch eine besondere Ernährungsweise beeinflusst werden kann. Ganz im Gegenteil: Die meisten »Krebsdiäten« können sogar zu Fehl- und Mangelernährung führen und die Patienten so erheblich gefährden. Grundsätzlich sollten sich die Empfehlungen zur gesunden Ernährung also nicht von denen für Menschen ohne bösartige Erkrankung unterscheiden.

Zusätzlich zu dem bereits Genannten gilt: Übermäßiger Alkohol- und Nikotinkonsum sollte prinzipiell eingeschränkt werden oder gänzlich unterbleiben. Die Verminderung bzw. Meidung von fettreichen Lebensmitteln und eine abwechslungsreiche Zusammensetzung der Nahrung sind aber sinnvoll. Mehrere kleine Mahlzeiten sind meist günstiger als wenige große.

Sind erhebliche Segmente des Darms bei der Operation entfernt worden oder liegen Probleme mit der Verdauung vor, wie bei Lebererkrankungen oder Bauchspeicheldrüsenerkrankungen, können spezielle Ernährungsempfehlungen notwendig sein, die Sie mit Ihren Ärzten und dem geschulten Ernährungsteam abstimmen sollten.

Außerdem wichtig: Das Essen sollte in gemütlicher und freundlicher und sinnreicher Atmosphäre stattfinden und ausreichend Zeit und Raum zum Essen vorhanden sein. Der Einfluss dieser sozialen Aspekte sollte bei der Ernährung nicht unterschätzt werden. Zusammen essen ist gesünder, als allein vor sich hin zu essen!

# Die Zeit der Krebserkrankung war ein Geschenk

## Schwester Teresa

Ohne Frage war es eine sehr, sehr harte Zeit, von der Diagnose bis zur Reha, die man nicht beschönigen kann. Ich, die bis zum 56. Lebensjahr noch nie ernsthaft erkrankt gewesen war, nie Medikamente genommen hatte oder im Krankenhaus als Patientin gewesen war und Ärzte bis dahin erfolgreich meiden konnte, bekam nun die volle Ladung ab. Das Leben bereitet dich nicht darauf vor. Ich war in allem plötzlich Anfängerin, vor allem im »Krebspatientin sein«, und schaute eingeschüchtert Tag für Tag, was mit mir geschah. Entsetzlich waren die Stunden, als nach der Untersuchungswoche der Tumor ausbrach und ich mit Schmerzen konfrontiert wurde, die ich noch nie zuvor im Leben erlebt hatte. Ich schrie vor Schmerzen, weil kein Medikament mehr wirkte. Zum Glück vergisst unser Gehirn, dafür danke ich meinem guten Gott. Aber dass sie unerträglich waren, werde ich nie vergessen. Professor Dr. Sehouli zog sofort die OP vor und Worte können nicht annähernd beschreiben, was ich ihm verdanke. Es wäre eine seiner schwersten Operationen gewesen, vertraute er mir einige Monate später an.

Auch die Gelenkschmerzen während der Chemo waren schlimm. Hinzu kamen die Neuropathie, also eine Störung des Nervensystems mit Sensibilitätsstörungen in den Füßen und Händen, und der Bauchwandbruch, medizinisch als Hernie bezeichnet, den ich mir nach der fünften Chemo zugezogen hatte. Aber Gott hatte mich vor viel, viel schlimmeren Nebenwirkungen bewahrt. In der Reha erfuhr ich von so vielen Krankengeschichten, da erschien mir »mein« Krebs noch wie eine Bagatelle. Nicht nur einmal weinte ich aus Dankbarkeit.

Von Anfang an habe ich die Krankheit öffentlich gemacht und ließ die Menschen über die sozialen Medien ganz ehrlich und ungeschönt Anteil nehmen an meinem Leidensweg. Sie verfolgten mich ja schon täglich über Jahrzehnte auf meinem Lebens- und Schaffensweg.

Für mich wurde die Zeit der Erkrankung zum Segensweg. Es gab für mich zu keinem Zeitpunkt einen Zweifel daran, dass mein liebender Gott den Tumor nur entdecken ließ, um mich zu retten, und weil er damit etwas vorhatte. In meinem ersten öffentlichen Video, als ich meinen Fans die schlechte Nachricht überbrachte, sagte ich, dass nicht der Krebs in meinem Leben den ersten Platz einnehmen wird, sondern dieser Platz immer der atemberaubenden Liebe Gottes gehört. Jetzt erst recht.

# Die Zeit der Krebserkrankung war ein Geschenk

Schon nach meiner Operation und der Chemotherapie fühlte ich, dass die Zeit der Krebserkrankung für mich ein Geschenk war. Gott hatte mich bis dahin mit einem sagenhaften, erfüllten und großartigen Leben im Dienst für IHN, Seine Kirche und die Menschen begnadet. Eine Erfahrung, die ich in meinem Leben bisher noch nicht gemacht hatte, war eine Krankheit. Und dann ausgerechnet Krebs! Für die meisten Menschen dürfte dieses Wort zum Schlimmsten gehören, was sie sich vorstellen können. Auch wenn sich vieles verbessert hat an den Behandlungsmöglichkeiten und Chancen: Eine Krebsdiagnose ist immer ein Schock oder kommt gefühlt einem Todesurteil gleich. Die Behandlung ist mühsam und einfach strapaziös. Man verbindet damit Siechtum und Leiden, die Angst vor dem Tod kriecht in die verstörte Seele. Die Angst vor der Angst wird zum ständigen Begleiter. Es ist und bleibt immer noch eine Tabuerkrankung.

Aber wie viel besser konnte ich nach dieser Erfahrung jetzt andere betroffene Menschen verstehen? Mit ihnen mitfühlen und mitsprechen? Nur wer das alles mitgemacht hat, kann wirklich mitreden. Aber gerade dazu sind die meisten nicht imstande, weil es einem die Sprache verschlägt. Man findet keine Worte für die Ohnmacht und das Ausgeliefertsein. Auch ich musste neue Worte dafür finden.

Ich durfte eine Woge der Zuneigung, Liebe und Anteilnahme erfahren und wusste mich von Tausenden Gebeten durch die schwere Zeit getragen. Unendlich dankbar bin ich den vielen bekannten und unbekannten neuen Freunden, die mich in dieser schweren Zeit ermutigten. Aber wie vielen Menschen konnte auch ich umgekehrt Mut machen? Vor allem als ich ein Video veröffentlichte, das zeigte, wie mir meine Mitschwester die restlichen Haare abrasierte. Auch ich weinte, als ich mich zum ersten Mal mit Glatze sah, und auch wenn ich wusste, sie würden wieder nachwachsen, so tröstete mich das nicht. Mit einer Glatze ist man in unserer Gesellschaft als Krebspatientin gebrandmarkt.

Wie überrascht war ich, als unzählige Betroffene mir schrieben, wie viel Trost ich ihnen mit dieser Aktion geschenkt hatte. Also ließ ich mich auch weiterhin aus Solidarität mit Glatze öffentlich ablichten. Und ich wurde nicht müde schon während meiner Krankheit mit meinem Zeugnis und vielen Projekten Menschen zu helfen. Und so ist auch dieses Kochbuch gedacht. Eine Ermutigung zur Lebensfreude durch die vielen Krisen menschlichen Lebens.

*Es gibt Begegnungen,
die dein Leben verändern.
Fügungen,
die dich staunen lassen.
Umstände,
die dich anspornen.
Schicksale,
die einer zweiten Geburt
gleichkommen.*

*Es gibt Menschen,
die dich lehren,
dir selber besser zuzuhören,
dich geborgener zu fühlen,
deine Schwächen anzunehmen,
bereit zu sein, deine Liebe zu riskieren.*

*Danke, guter Gott.
Du begegnest uns so gerne,
in den kostbaren Menschen,
die du uns sendest.*

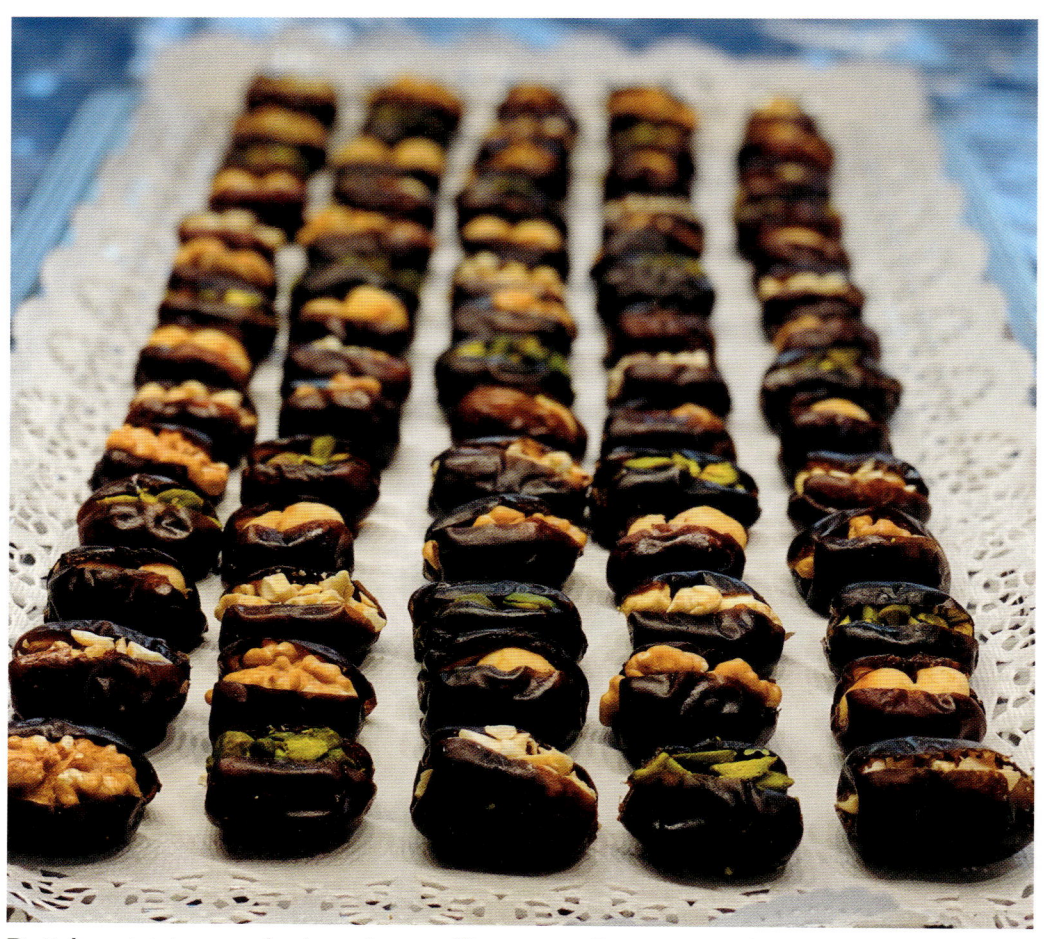

Datteln entsteinen und mit gerösteten Nüssen wie Pistazien, Walnüssen, Macadamianüssen und Cashewkernen füllen, himmlisch!

# Was essen und kochen uns bedeutet

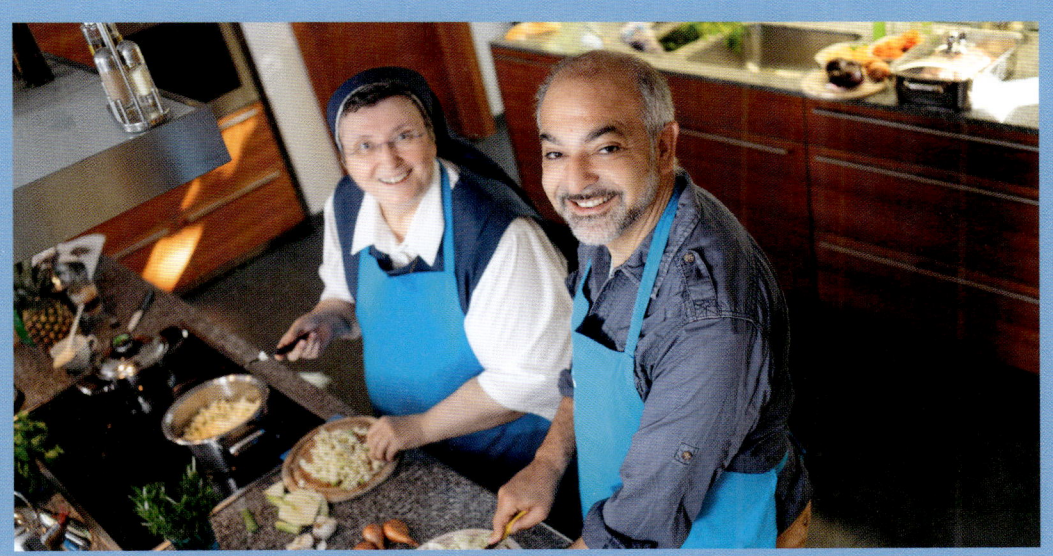

# Ein Vorgeschmack auf den Himmel

## Schwester Teresa

Wenn das Essen bei uns im Pfarrhaus ganz besonders gut geschmeckt hat, sagte ein ehemaliger polnischer Kaplan, der sich mit der deutschen Sprache noch schwertat: Das war »Himmel im Mund«.

Wie mussten wir lachen, als wir das zum ersten Mal hörten. So eine sympathische Aussage. Und dieser Satz gehört inzwischen auch zu meinem Jargon, wenn es mir ausgezeichnet schmeckt, dann folgt spontan: »Himmel im Mund«! Dass ein Essen »himmlisch« schmeckt, ist wohl die höchste Auszeichnung, obgleich kein Mensch wirklich weiß, wie es im Himmel schmecken wird.

Ich vertraue da ganz auf unseren Herrn, der vom Hochzeitsmahl spricht, zu dem wir geladen sind. Bekanntlich wird bei einer Hochzeit das Beste aufgetischt. Ich muss kein Prophet sein, aber bereits die unvorstellbare Fülle an Köstlichkeiten, die sich Gott bereits hier auf Erden für uns Menschen ausgedacht hat, ist kaum in Worte zu fassen. Die Vielfalt an exquisiten, erfrischenden oder honigsüßen Früchten, gesunden Gemüsesorten, wohlschmeckenden Stängeln wie Porree und Fenchel, Blättern wie Spinat, Salat und Blüten wie die Artischocke, Samen von Erbsen und Bohnen, Wurzeln von Karotten, Knospen, aus denen Spargel und Rosenkohl sprießt, oder Knollen wie Kartoffeln und Topinambur hervorwachsen oder die unterschiedlichsten Sorten von Nüssen sind kaum zu beschreiben. Auf jedem Kontinent dieser Erde lässt Gott die herrlichste Nahrung wachsen und keine Wurzel oder kein Insekt oder Tier hat der Mensch nicht schon zu einer Mahlzeit verarbeitet.

Ich behaupte, dass dieser Gott ein Feinschmecker ist, der es mehr als gut mit uns gemeint hat. Vorausgesetzt natürlich, wir wissen diese Gaben zu schätzen, gehen achtsam damit um, legen ein wenig Liebe in die Zubereitung und vergessen nicht die Nachhaltigkeit und das Teilen mit den Erwachsenen und Kindern, die nicht in der Lage sind, sich aus eigener Kraft angemessen und in Würde zu ernähren. Ein sagenhafter Tisch aus der Natur ist uns bereitet worden. Allein darin sehe ich die Schönheit und Größe und Herrlichkeit unseres Gottes und Seine unermessliche Liebe zu uns.

Er ist ein fantastischer Gastgeber, und auch wenn wir das Paradies verloren haben, so hat er uns den Reichtum des Gartens Eden gelassen.

## Kochen ist ein herrliches Hobby

Für mich ist Kochen eine Entspannung und neue Gerichte auszudenken ein wunderbarer Ausgleich zu den vielen Vorträgen und dem Schreiben von Büchern. Ich liebe es, an Lebensmitteln zu riechen. Eine Wachtel von ihren Knöchelchen auszulösen. Gemüse zu schnippeln oder einen Fisch zu filetieren, ist für mich die reinste Wonne.

»Ob ihr esst oder trinkt oder etwas anderes tut: Tut alles zur größeren Verherrlichung Gottes«, heißt es bei Paulus in seinem Brief an die Korinther, und es ist wohl nicht zufällig, dass gerade Essen und Trinken als die alltäglichen Gegebenheiten unseres Lebens genannt werden, mit denen wir Gott auch ehren sollen. Herrlich! Offensichtlich kann man durch das Genießen mit allen Sinnen Gott die Ehre erweisen – und zugleich die Freude und Liebe, mit der ER die köstlichen Dinge geschaffen hat, schmecken. Das hat weder mit Luxus noch mit großem Aufwand zu tun. Der Unterschied besteht darin, wie ich mit den Gaben der Schöpfung umgehe, ob ich hastig und gedankenverloren ein Schnitzel in die Pfanne werfe oder es liebevoll mit Fantasie so zubereite und anrichte, dass alle Sinne davon angeregt werden. Es hat mit einer inneren Wahrnehmung zu tun und einer aufrichtigen Dankbarkeit für das Geschaffene. Ein köstliches Essen muss gar nichts Besonderes sein, und darin besteht ja die große Kunst. Ein Rettich, in dünne Scheiben geschnitten, mit Ingwer, Sesamöl, Zitronensaft und Sojasoße mariniert, ist ein herrliches Carpaccio.

Eine getrocknete Dattel, geschält, mit einer Füllung aus Frischkäse, Honig und Zimt gefüllt und in gerösteten und gehackten Pistazien gewendet, schmeckt, als würdest du den Himmel auf der Zunge spüren.

Wenn meine Namenspatronin, die Hl. Teresa von Ávila, meinte, dass Gott auch unter den Kochtöpfen wandelt, dann hat sie wohl recht. Auch sie war eine Ordensfrau mit einer großen, ansteckenden Freude am Essen:

Von ihr wird folgende Geschichte erzählt, die sich im Jahr 1575 zugetragen haben soll:

»Eines Tages reiste sie durch die Mancha, wo sie ganz bestimmt viele Freunde und Verehrer hatte, und wurde zu einem guten Mahl mit Rebhuhn eingeladen, was dort ein Leckerbissen ist. Als sich einer der Tischdiener darüber verwundert zeigte, dass sich eine im Ruf der Heiligkeit stehende Frau bei so einem vorzüglichen Gericht nicht mäßige, klärte Teresa ihn auf: ›Wenn Rebhuhn, dann Rebhuhn, wenn Fasten, dann Fasten.‹« (aus: Teresa von Ávila, Wenn Fasten, dann Fasten, wenn Rebhuhn, dann Rebhuhn. Ein Lesebuch, hrsg. v. Elisabeth Münzebrock, Verlag Herder 2015, S. 40)

Dankbarkeit und Zufriedenheit für Gottes gute Gaben sind wohl die größte Freude, die wir Gott machen können. Wer von Herzen dankbar ist, was Gott schenkt, wird eher bestrebt sein, mit denen zu teilen, die weniger haben, und er wird immer dazu Gelegenheit finden.

## Gemeinsam kochen und genießen macht glücklich

Kommunikatives Kochen ist mehr als nur ein Trend. Es ist ein Vergnügen. Gerne denke ich an meine Kindheit zurück, an meine vielen Tanten und Onkel in Kroatien. Wir besuchten sie in meinem Geburtsort, bevor es ans Meer in die Ferien ging. Ihr kleines Reich waren ihre Schrebergärten und dort wurde gemeinsam gegrillt, das Gemüse und der Salat aus den eigenen Beeten geerntet und alle Kinder wuselten um die Erwachsenen herum, wenn sie keine Lust mehr hatten zu spielen, denn es war himmlisch aufregend den Geschichten von früher zu lauschen. Der Kaffee wurde noch per Hand gemahlen und der Duft der frischen Kaffeebohnen war unbeschreiblich, auch wenn wir als Kinder noch keinen Kaffee tranken, aber bisweilen durften wir ein Zuckerstück hineintauchen.

Vor dem gemeinsamen Essen wurde zusammen geschnippelt und gezupft, geschält, mariniert und gewürzt. Brot und Wassermelone wurden in mundgerechte Stücke geschnitten. Alle waren gemeinsam am Vorbereiten und es wurde herzlich gelacht und immer neue, herrliche Anekdoten wurden aus dem Hut gezaubert. Die Männer standen um den Grill herum, tranken ihr gekühltes Bier und diskutierten, und wenn der erste Geruch des gebratenen Spanferkels sich im Garten verbreitete, konnten wir Kinder es kaum erwarten. Das gemeinsame Essen war ein Höhepunkt und es war ein Fest des Wiedersehens und pure Freude. Alles erdenklich Gute und Köstliche wurde für die immer größer werdende Familie mit Nichten und Cousinen, Schwiegertöchtern und Söhnen auf den Tisch gebracht. Bis spät in die Nacht wurde gefeiert, und nicht nur einmal schlief ich in den Armen meiner mich mit ihrer Wärme umhüllenden Mutter ein, auch wenn ich gegen den Schlaf ankämpfte, denn ich wollte keine Geschichte verpassen.

Zum »Festefeiern« braucht es gar nicht immer einen besonderen Anlass. Doch solche kleinen, spontanen Feste, bei denen viele Generationen zusammenkommen, werden heutzutage leider immer seltener. Heutzutage sind die einzigen Anlässe meistens Taufen, Hochzeiten, runde Geburtstage, Jubiläen oder Beerdigungen, wo die Freunde und die Verwandtschaft sich in Gasthäusern oder Cafés treffen. Vieles hat sich geändert.

Essen und mit Freunden oder Familie feiern gehörte für uns zum Leben. Es ist eine Art, Liebe zu zelebrieren. Anders als meine Klassenkameraden in Deutschland wurden wir von klein auf mit Fisch und Meeresfrüchten wie Scampi und Jakobsmuschel gefüttert, eben alles, was das Meer hergab. Hinzu kamen die herzhaften kroatischen Spezialitäten. Es wurde immer frisch gekocht und meine Mutter verstand es, uns selbst nach einem langen Arbeitstag in der Sparkasse ruck, zuck ein warmes Essen zu zaubern. Deshalb nannten wir sie liebevoll »Mamazack«! Wenn ich viermal die Woche aus dem Leichtathletiktraining kam, vor allem nach den Wettkämpfen am

Wochenende, hatte ich natürlich als Spitzensportlerin Hunger. Schnitzel mit Pommes oder Bratwürste gab es bei uns so gut wie nie.

Wenn Besuch kam, tauchte er unangemeldet und spontan auf. Man musste nicht wie heute üblich einen Termin ausmachen. Von klein auf lernten wir, großzügig und gastfreundlich zu sein. Was im Kühlschrank oder in der Vorratskammer war, wurde auf den Tisch gezaubert. Wir kannten es nicht anders. Mich packte schon als Jugendliche immer wieder die Kochleidenschaft. Ich rief dann meine Mama kurz an, kaufte ein und kochte schon mal vor, bis sie heimkam. Als mein Vater nach seiner Fußballkarriere verschiedene Restaurants hatte, lernte ich bereits als Jugendliche an den Wochenenden eine Menge dazu.

In den neun Klosterjahren als Vinzentinerin kam ich kaum mit der Küche in Berührung. Erst als wir die Kleine Kommunität in Pegnitz gründeten, sorgte ich anfangs dafür, dass in unserer kleinen Gemeinschaft immer etwas Gutes auf den Tisch kam. Doch dann wurde das Kochen neben Schule und Gemeinde und der Vortragstätigkeit zu viel. Während der letzten zehn Jahre auf Vortragstour durch die deutschsprachigen Länder lernten wir sehr viel Wunderbares kennen, hatten meistens Lunchpakete dabei oder aßen im Hotel oder in Gasthäusern. Nur wenn ich daheim war, zauberte ich kleine Abendessen für meine Lieben. Doch zu besonderen Ereignissen ließ es mir nicht nehmen, ein Festessen zu kochen, zum Beispiel wenn wir Gäste hatten, die jährlichen Geburtstagsfeiern von Pfarrer Franz mit 30 bis 40 Mitarbeitern und Freunden anstanden und natürlich an Silvester. Was für ein Vergnügen für mich.

Als ich Ende November 2020 nach der schweren Operation aus der Berliner Charité entlassen wurde, war ich zunächst sehr geschwächt. Ich musste erst wieder ganz langsam gehen lernen und benötigte dafür einen Rollator. Welch ein Erfolg, unsere Treppe hinaufgestiegen zu sein. Jeder kleine Fortschritt löste Freudentränen bei mir aus. Als ich dann die ersten Runden unserer Ringstraße schaffte oder bis zu den Karpfenweihern oder zum Ortsschild kam, jubelte meine Gemeinschaft, mein Gebetskreis und meine vielen Fans spornten mich auf Facebook und Instagram an. Dann kamen die Gehstöcke und der Rollator konnte in die Ecke verbannt werden.

Viel belastender und langwieriger waren die Verdauungsprobleme. Selbst das Wasserlassen funktionierte nicht auf Anhieb. Mein Darm war während der 7 Stunden der OP außerhalb meines Körpers gewesen. »Der Darm ist beleidigt, er mag keine Veränderung«, musste ich mir immer und immer wieder von den Ärzten in der Klinik sagen lassen, wenn ich ungeduldig wurde. Und Schmerzmittel mochte er überhaupt nicht. Meine Darmflora war auf den Kopf gestellt worden. Weil ich anfangs lange eine Magensonde hatte und nicht essen konnte, nahm ich rasant ab. Noch mehr während der Chemo von Januar bis April 2021, die vom Körper alle Kraft forderte. Dass ich gerade das Kochen neu entdeckte, war eine wundervolle Motivation für mich, zurück ins Leben zu kommen.

Man soll ja während der Chemotherapie essen, auf was man Lust hat. Nun, von Lust konnte man bei mir anfangs nicht gerade reden. Die Chemotherapie stellt vieles auf den Kopf. Ich probierte von allem erst ein winziges Stück. Erst wenn ich einen kleinen Bissen auf meiner Zunge schmeckte, wusste ich, ob ich diese Speise heute runterbekam oder nicht. Früher bestand mein Frühstück aus Naturjoghurt und Cappuccino, doch in der Zeit der Chemotherapie spuckte ich den Joghurt wieder aus. Dagegen vertrug ich Fruchtjoghurt, den ich vorher nie mochte. Seit 26 Jahren tranken wir früh immer frisch gebrühten grünen Tee, den auch alle Ärzte Krebspatienten empfehlen. Sorry, aber während der Chemotherapie konnte ich den grünen Tee nicht runterbekommen, mir wurde sogar schlecht. Gott sei Dank schmeckte er mir ein paar Wochen nach der Chemotherapie wieder köstlich. Momente, in denen ich bewusst genießen konnte, selbst wenn es Kleinigkeiten wie eine Pellkartoffel mit etwas Salz waren, waren köstliche Momente. Ich begriff wie noch nie, dass genießen etwas mit genesen zu tun hatte.

Wie vertreibt man sich die Zeit im Krankenstand? Vor allem in der Zeit, in der man bettlägerig ist? Neben dem Gebet für viele erkrankte Freunde und in unterschiedlichsten Anliegen, um die man mich bat, wartete ein Stapel geschenkter Bücher auf mich und die unzählige Post türmte sich. Lesen war mir aber viel zu anstrengend, zumal die ständige Müdigkeit unkontrolliert einsetzte. Dafür haben mich Naturfilme auf Arte und anderen Sendern begeistert und ich begann Kochsendungen zu lieben.

## *Warum Kochsendungen so hohe Einschaltquoten haben?*

Manchmal wundert es mich doch. Denn vor Jahren dachte man, das Publikum wäre übersättigt. Etwas mehr Verständnis kann ich seit meiner Erkrankung allerdings schon dafür aufbringen. Man lernt neue Gerichte und Methoden kennen, Kochen wird zum Event. Es ist herrlich unterhaltsam und die Dialoge sind oft megawitzig. Kochsendungen bleiben anscheinend immer ein Dauerbrenner, und es gibt immer neue Formate.

Nachdenklich macht die Beliebtheit von Kochshows mich schon. Vielleicht stecken die Sehnsucht nach Gemeinschaft, Gemütlichkeit, Geborgenheit oder einfach die Sehnsucht nach »Mama« – einem Stück Kindheit oder Heimat – dahinter. Womöglich sind die wöchentlichen Kochshows für manchen auch ein Gottesdienstersatz? Es wird ein Mahl zelebriert. Eine Sehnsucht geweckt. Es wäre ein positiver Effekt, wenn wir uns durch Kochshows motivieren lassen würden, in der eigenen Familie wieder eine Mahlkultur mit gemeinsamem Kochen und Gemeinschaft zu pflegen. Mit Freude dachte ich an meine Kochkurse »Gerichte mit Geschichte«, die ich in meiner Gemeinde angeboten hatte. In einem Jahr stand die Hl. Hildegard im Mittelpunkt. Erst führte ich die Teilnehmenden in ihr Leben, ihre Spiritualität und ihre Heilkunst ein, dann probierten wir Gerichte aus. Es hat wahnsinnig viel Freude gemacht.

Wie sehr ich mich darüber freue, wie oft in den Evangelien berichtet wird, wie Jesus mit den Menschen Mahl gefeiert hat. Jesus aß und trank. Es war IHM anscheinend wichtig und ER ließ sich gerne zu den unterschiedlichsten Menschen einladen. Dass Sein erstes Wunder das Verwandeln von Wasser in Wein bei der Hochzeit zu Kanaan war, ist eine ganz besonders entzückende Ouvertüre Seines Wirkens. Ich fand immer schon sympathisch, dass Jesus von Seinen Gegnern »Fresser und Säufer« (Mt 11,19) genannt wurde.

Immer wieder muss ich auch an das Gleichnis vom verlorenen Sohn denken. Dass der Vater das Mastkalb für den heimgekehrten Sünder, den verlorenen Sohn, schlachten lässt und feiert, deutet auch darauf hin, wie unser liebender Gott tickt. Die Freude über die Umkehr eines Menschen versetzt den liebenden Vater in himmlische Koch- und Partylaune. Erinnern Sie sich an die Reaktion des Bruders, der zornig wurde, als er hörte, dass für seinen Bruder spontan ein Festessen bereitet wurde? Mit wem sympathisieren wir mehr? Ist es nicht insgeheim der missgünstige Bruder, der sich nicht über das Mahl freuen kann? Warum das so ist, sollten wir uns mal ernsthaft fragen.

Wie gerne wäre ich selbst mit Jesus auf der Hochzeit zu Kanaan gewesen und hätte mit IHM an einer Festtafel gesessen! Gott sei Dank wusste Jesus, dass wir nicht ohne IHN sein können, deswegen hinterließ ER uns Seinen »Himmel im Mund« – sich selbst, als erfahrbaren Vorgeschmack der Ewigkeit.

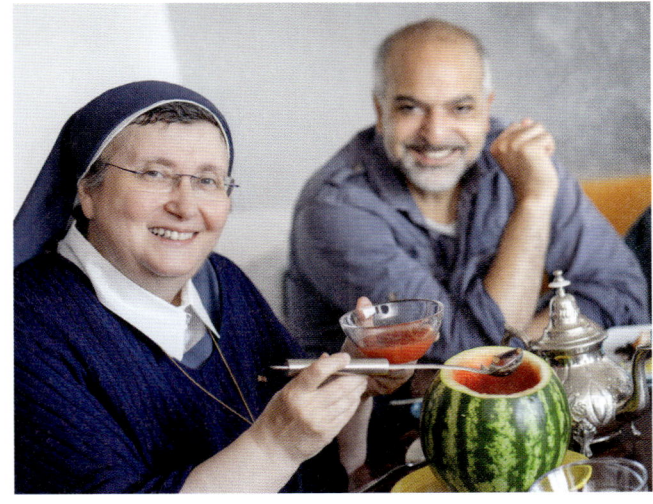

*»Essen« ist nicht gleich »essen«.*
*Essen ist Begegnung.*
*Mit dem Gast-Geber.*
*Dem Geber alles Guten.*
*Warum wir dankbar beten vor dem Essen?*
*Weil der, der alles erschaffen hat,*
*immer dabei ist. ER freut sich daran,*
*wenn es uns schmeckt.*
*ER hat alle Seine Liebe hineingelegt,*
*alle Fantasie der Sinne und Farben*
*hineingemischt, um uns wissen zu lassen,*
*wie sehr ER ein Liebhaber des Lebens ist.*
*Deshalb ist jedes Mahl ein Liebesmahl.*
*Wenn wir es mit Liebe zubereiten,*
*haben wir etwas davon verstanden,*
*wie viel Freude es Gott gemacht hat,*
*alles für uns zu kreieren.*
*Wenn wir es mit Achtsamkeit und Freude herrichten,*
*ehren wir IHN.*
*Deshalb ist für mich jedes Lebens-Mittel,*
*das mit herzlicher Bemühung bereitet ist,*
*»Himmel im Mund«,*
*weil ich Gottes Liebe herausschmecke.*

# Essen bedeutet, mir und anderen Achtsamkeit zu schenken

## Prof. Dr. med. Jalid Sehouli

Ich bin Arzt, aber was ist ein Arzt, wenn er nicht auch als privater Mensch gesehen wird und er auch als individueller Mensch wirkt? Wie soll ansonsten das Gespräch auf Augen- und vor allem auf Herzenshöhe gelingen?

Ich bin in Berlin geboren, im Arbeiterbezirk Wedding. Meine Eltern kamen 1961 aus Tanger in Marokko nach Deutschland. Ich bin Vater, Ehemann, Feinschmecker, Lehrer, Schriftsteller und Forscher. Wenn wir von der Medizin einen menschlichen und holistischen, also ganzheitlichen Ansatz einfordern, so müssen wir uns auch von den stereotypischen Vorurteilen und den klassischen Rollen distanzieren. Daher habe ich mich sehr über dieses Buchkonzept gefreut. Ich möchte nicht nur mein medizinisches Wissen einbringen, sondern auch meine Neugier, mein kulturelles Erbe und meine Erfahrung und ich werde meiner Philosophie eine Stimme geben. Schon meine Mutter liebte das Kochen und das kulinarische Zubereiten. Ihre erste berufliche Stelle in Deutschland war in einer Bäckerei im Arbeiterbezirk Wedding. Dann fand sie eine Stellung im Krankenhaus, ebenfalls im Wedding. Neben ihren vielen Aufgaben, wie der Unterstützung bei der Hygiene der Patienten, dem Bettenmachen, dem Reinigen der Flure und der Zimmer gehörte auch das Kochen für die Patienten, aber auch für das medizinische Personal zu ihrem Programm. Daher beherrschte sie neben den Rezepten aus der marokkanischen Küche auch alle klassischen deutschen Gerichte.

Ich erinnere mich sehr gut, dass meine Mutter uns immer wieder anrief, damit wir kamen, um das übrig gebliebene Essen vom Frühstück oder Mittag im Krankenhaus abzuholen. Sonst wäre das Essen im Schweineeimer gelandet. Klassisch wurde der sog. Schweineeimer, auch als Spül- oder Sautank bezeichnet, zur Verfütterung der Essensreste an Schweine und andere Nutztiere verwendet. Seit 2006 ist er aus Hygienegründen europaweit verboten.

Meine Mutter versteckte im Treppenhaus das übrig gebliebene Essen und bat uns, das liebevoll eingepackte Essen unauffällig abzuholen, da sie nicht wollte, dass jemand uns bemitleidet. Für uns gehörten diese geheimen Einsätze zur Routine und Selbstverständlichkeit.

Zu Hause packten wir die Speisen hektisch aus. Es war ein wenig wie bei einer weihnachtlichen Bescherung. Mutter wärmte das Essen wieder auf und verschönerte das eine oder andere Tellergericht mit etwas Kurkuma oder Knoblauch. Das Essen schmeckte großartig. Aus dieser Zeit stammt wohl auch meine Liebe für Eintopf, Hühnerfrikassee, Erdbeerkompott und für klassischen Streuselkuchen.

Heute gibt es kaum noch Krankenhausstationen, auf denen gekocht wird. Die Essenszubereitung ist meist aus Kostengründen zentralisiert worden. Das frische Kochen direkt vor Ort ist zu teuer geworden. Das hat zu einem Qualitätseinbruch des Essens geführt. Auch sonst wird in vielen Krankenhäusern ausgerechnet beim Essen gespart. Vieles ließe sich beim Krankenhausessen verbessern, wenn wieder mehr auf den Stationen gekocht würde. Wie wäre es, wenn wieder mehr vor Ort in den Krankenhäusern gekocht würde, und wie wäre es z. B. mit einer Gewürzbar auf den Krankenstationen?

Und bei mir zu Hause? Bis heute ist Essen für mich Belohnung und ein Fest, aber zugleich bedeutet es für mich auch, mir selbst und anderen Menschen Achtsamkeit zu schenken. Das habe ich von unserer Mutter gelernt. Unsere Familienrituale geben mir Orientierung.

Montags essen meine Familie und ich meist Sushi. Dienstags, mittwochs, donnerstags und freitags kocht mein Schwiegervater, meist persisch. Er liebt das gesunde Kochen: »Gutes Essen ist echte Medizin!«, ist sein Motto. Er kocht wunderbare persische Speisen. Von »fremden« Küchen kann man so viel lernen, gerade in Hinblick auf die Gesundheit. So wird in der persischen Küche gerne mit Kurkuma, Zimt und Pfeffer gewürzt. Die Kräuter, Petersilie, Koriander, Dill und Salbei werden dort im Allgemeinen als Ganzes serviert und gegessen, auch Zwiebeln und Knoblauchzehen werden nicht zerschnitten, sondern nur unmittelbar vor dem Essen geschält und aufgeschnitten. »So bleiben alle Wirkstoffe und Naturelemente so lange wie möglich erhalten«, sagt mein Schwiegervater Ahmed. Nur zu gut weiß er, dass ansonsten die Vitamine an der Luft sehr schnell oxidieren und sie ihr antioxidatives Potenzial, ungesunde Elemente, sog. freie Radikale, zu neutralisieren, verlieren würden. Und persische Köchinnen und Köche machen wirklich den besten Reis: Sie legen den Basmatireis in Wasser, das etwa eine Fingerkuppenbreite hoch ist. Zu besonderen Anlässen wird es durch das Gewürz der Königin der Pflanzen mit Safran verfeinert. »Safran kommt ursprünglich aus Kleinasien und Persien und man braucht bis zu 200.000 Blüten, um etwa 1 Kilogramm der braunroten Safranfäden zu gewinnen, und ein fleißiger Pflücker schafft gerade mal 80g am Tag«, erzählt mir Ahmed nahezu bei jeder Gelegenheit. Ich kontere dann gerne damit, dass Safran von *Zafaran* stamme, Arabisch ist und »das Gelbe« bedeutet.

Samstags bereite ich frischen Fisch zu, Makrele, Dorade, Lachs, Heilbutt, Viktoriabarsch oder was mir der senegalesische Verkäufer, ein Fischverkäufer in dritter Fischergeneration, auf dem Frische-Fisch-Markt in Moabit an der Grenze zum Wedding so empfiehlt. Am liebsten brate ich Fisch und lege ihn in eine selbst kreierte Fischmarinade aus Ei, Mehl, Koriander, Knoblauch, Anis, Zimt, Piment und Salz und Pfeffer. Das liegt wohl in meinen Genen. Tanger war bekanntermaßen die Produktionsstätte des antiken Roms für Garum, eine Fischpaste aus einem Gewürzgemisch und verschiedenen Fischen, wie Thunfisch, Sardellen und Makrelen und wurde wohl nicht nur kulinarisch, sondern auch bei Hundebissen, Geschwüren und der Darmgrippe verwendet.

Bei dem Stichwort »Essen als Therapie« muss ich noch erzählen, dass ich vor einigen Jahren jeden Tag gegen abends einen Hautausschlag im Stirnbereich entwickelte. Die Cremes, die ich verschrieben bekommen hatte, halfen bis auf die gegen Entzündungsreaktionen wirkende Kortison-Salbe nicht. Langjährige Kortisonbehandlungen können aber hautverdünnende Nebenwirkungen sowie Pigmentstörungen verursachen. Ich vermutete, dass der Hautausschlag etwas mit dem Mundschutz und den Hauben zu tun hatte, die ich bei den langen Operationen tragen musste. Ich erinnere mich noch sehr gut an den einen Samstag, an dem ich wieder kochte und gerade beim Zwiebel schneiden war. Es war Sommer und ich spürte die Frische der Zwiebel beim Schneiden, als mir der Gedanke kam, meine Stirn mit der Zwiebelschale einzureiben. Ich tat es und stellte fest, dass es erfrischend und wohltuend war. Als wir mit dem Essen fertig waren, schaute ich in den Spiegel und war überrascht: Alle akneartigen Hautveränderungen waren verschwunden. Dieser Samstag liegt nun inzwischen drei Jahre zurück. Ich reibe nun jeden, ja wirklich jeden Abend meine Stirn mit einer frischen Zwiebel ein und bin von der lästigen Hautkrankheit befreit. Die Zwiebel ist mit seinen vielen Wirkstoffen, wie Vitaminen B6, B7 und C, seinem hohen antioxidativen Potenzial sowie Kalium und den Schwefelverbindungen ein wahres Heilmittel.

Am Sonntag fahren wir meist nach Spandau und besuchen gewöhnlich meine Brüder Morad und Hamid, meine geliebte Schwester Latifa kommt auch meist dazu. Wir treffen uns, wenn möglich, jeden Sonntag, um gemeinsam zu essen und die Welt besser zu verstehen, mit allen Kindern und Enkeln meiner leider schon verstorbenen Mutter. Mein Bruder Morad, von Beruf Anwalt, macht ohne Zweifel die besten Pizzen der Welt. Er bereitet sie frisch in seinem Steinofen im Garten zu. Er kauft alle Zutaten selbst und bereitet den Teig am Vortag zu. Jeder bekommt seine Lieblingspizza, ob vegetarisch, mit Meerestieren oder klassisch mit Rindersalami, für jeden ist es ein Festschmaus.

Hamid, der älteste Bruder, ein weit über die Stadtgrenzen Berlins bekannter Schuhhändler, ist ein wahrer Meister der marokkanischen Küche. Sein Couscous mit glasierten Zwiebeln und Rosinen ist phänomenal. Latifa, von Beruf Krankenschwester, backt den besten Kirschkuchen der gesamten Bäckerzunft. Unsere Zusammenkunft ähnelt also einer kulinarischen Weltmeisterschaft. Auch wenn unsere Mutter vor Jahren bereits von uns gegangen ist, ist sie bei unseren Treffen irgendwie dabei. Sie liebte es so sehr, wenn wir alle da waren und gegenseitig unsere Speisen anpriesen und zelebrierten.

Danke Mutter, Du bleibst unser ewiges Lebens- und Liebesgewürz!

*Essen bedeutet am Leben zu sein,*
*Essen bedeutet Achtsamkeit zu schenken,*
*Essen bedeutet Liebe zu teilen,*
*Essen bedeutet in den Regelkreis der Natur einzusteigen,*
*Essen bedeutet Dankbarkeit zu zeigen*
*Essen kann nur bestehen, wenn Nehmen und Geben im Einklang sind …*

*Jalid Sehouli*

# Unsere Lieblingsgerichte

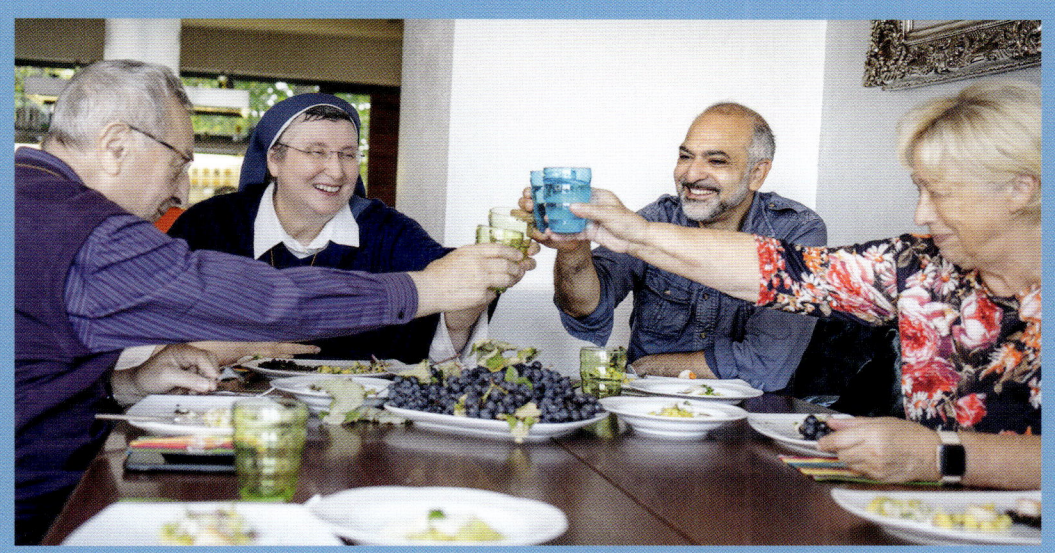

# Schwester Teresas Gerichte

Kennen Sie die Vorfreude, wenn man an sein Leibgericht denkt? Ein Lieblingsessen ist immer eine Herzensangelegenheit und löst Glücksgefühle aus.

Auch mir rutscht manchmal raus: »Da könnte ich mich reinsetzen«, obwohl ich das wirklich sicher niemals tun würde. Es sind die Familiengerichte aus der Kindheit, die landestypischen Gerichte der Heimat oder die Erlebnisse von unseren Reisen, die wir nicht mehr missen möchten und mit denen wir Erinnerungen und Geschichten verbinden. Doc Jalid, wie ich ihn gerne nenne, und auch ich mussten nicht lange überlegen, als wir nach unseren Lieblingsessen gefragt wurden. Sie sind ein Teil von uns, unserer Familie, unserer Kultur und Tradition. Eben die Genuss-Erfahrung unseres Lebens.

## Geburtstagsparty mit Meeresfrüchten

Sie können gar nicht ahnen, wie ich es liebe, Geburtstagskind zu sein. Warum das immer schon so war, kann ich gar nicht so richtig erklären. Ich lebe einfach zu gerne. Und ich liebe Überraschungen. Leider fiel mein Festtag am 5. August immer in die Sommerferien und als Kind litt ich sehr darunter. Denn da waren meine Freunde immer im Urlaub und wir natürlich auch. Also wurde nachgefeiert. Nachzufeiern war als Kind einfach nur »blöd«, doch so war es nun mal. Bis heute mag ich keine Nachfeiern und das hat sich bis zum Coronaschicksalsjahr 2020 nicht geändert.

An meinem Geburtstag wollte ich auch als Erwachsene und Ordensschwester sein, wo meine Mama war, und die war eben im Sommer am Meer in Umag in ihrem Ferienhaus in Kroatien, bzw. Istrien, wo meine Gemeinschaft regelmäßig im August Urlaub machte, bevor es nach Südtirol zur allerbesten Freundin ging. Sie und meine besten Freundinnen oder Freunde kamen extra nach Kroatien, um mit mir drei Tage lang zu feiern.

Nach dem Frühstück sprangen wir in mein geliebtes *more*, das kroatische Wort für Meer, und danach fuhren wir zum Mittagessen ins Landesinnere nach Brtonigla zu Nino und seiner Frau Alma. Sie waren uns über die Jahre kostbare Freunde geworden und führten mit viel Liebe ihr wundervolles Gasthaus »Asteria«, ein Gasthaus mit einem offenen Grill und Blick aufs Meer. Nino war ein herzensguter, bescheidener und liebevoller Mann, der alles für seine Gäste tat. Man wurde von ihm stets mit einer herzlichen Umarmung begrüßt und geküsst. Egal, wie viele Freundinnen und Freunde ich mitbrachte – Nino sorgte immer dafür, dass die Geburtstagsfeiern unvergesslich blieben. 25 Jahre lang verwöhnten sie uns mit ihren köstlichen Spezialitäten, vor allem Fisch und Tartufo. Am Ende der Feier gab es immer einen Kuchen, den er extra mit dem Schriftzug »Schwester Teresa« verziert hatte. Nino spendierte den Sekt und öffnete die Sektflasche spektakulär mit einem Schwert.

Mit ihren berühmten Meeresfrüchten, der Bacalhaucreme, eingelegten Sardinen und Anchovis, in ihrer Muschel gegrillten Jakobsmuscheln, gefolgt von Bandnudeln mit Tartufo und dem saftig gegrillten *brancin* (dt.: Wolfsbarsch) verzauberten sie alle Gäste. Genau das musste es auch an meinem Geburtstag sein und machte jeden meiner Geburtstage zum Fest. Es war der pure »Himmel im Mund«, und im Kreis meiner Lieblingsmenschen war ich der allerglücklichste Mensch auf dieser Erde. Du kamst als Gast zu Alma und Nino und gingst als Freund der Familie.

Sie können sich nicht vorstellen, welchen Schock ich bekam, als ich am 18. März 2020 vom ersten Corona-Toten Kroatiens erfuhr. Ich war fassungslos: Es war unser überaus geliebter Nino. Nachdem er erfahren hatte, dass einer seiner Gäste infiziert war, war er sofort in Quarantäne gegangen. Doch er hatte sich bereits infiziert. Schon nach drei Tagen verschlechterte sich sein Zustand dramatisch. Nino musste ins Krankenhaus, wo er später starb. Sein Tod kam praktisch über Nacht. So ein qualvolles Sterben hat er nicht verdient – und das hat es auch niemand sonst auf dieser Welt. Weil er das erste Opfer in Kroatien war, kam es in den Fernsehnachrichten und der Presse. Für mich hatte noch vor dem Lockdown 2020 Corona ein Gesicht bekommen. Wie habe ich geweint! Sein Andenken wird jeden meiner Geburtstage erfüllen und ich koche seine Vorspeisen mit meiner ganzen Liebe nach, denn ich bin gewiss, er ist nun vom besten Gastgeber geladen, der alle anderen übertrifft, unserem guten Gott, und er feiert mit IHM das Festmahl ewigen Lebens.

## *Meine Meeresfrüchteplatte mit Bacalhaucreme, Sardinen, Oktopussalat, Anchovis und Garnelen*

**Bacalhaucreme**
für 4 Personen
- 200 g Stockfisch (bereits gewässert und entgrätet), alternativ: Kabeljaufilet
- 5 EL Olivenöl
- 3 Knoblauchzehen mit Schale
- 1 Msp Salz
- 1 Msp Pfeffer
- 1 Prise Liebe ❤️

*Zubereitung*
Kabeljau in den Topf legen, mit kaltem Wasser übergießen, Prise Salz mit 3 Knoblauchzehen aufkochen, 10 Minuten weich kochen. Herausnehmen, abkühlen. Mit Gabel den Fisch zerrupfen, Knoblauch aus Schale drücken und mit Olivenöl alles glatt pürieren. Mit Salz und Pfeffer abschmecken.

**Sardinen**
für 4 bis 6 Personen
- 400 g Sardinen frisch oder TK
- Essig
- Zitronen
- Olivenöl
- 1 Prise Liebe ❤

*Zubereitung*
Geputzte Sardinen (ohne Kopf und Mittelgräte) waschen, trocken tupfen. In Schüssel oder Schale schlichten und mit Essig und Zitronensaft 24 Stunden im Kühlschrank marinieren.

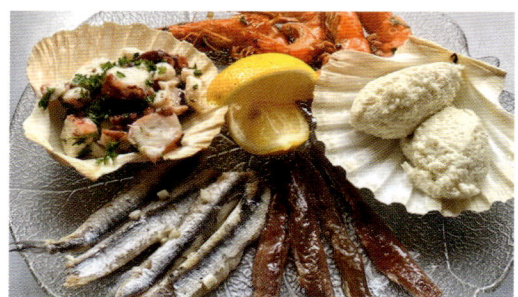

**Oktopussalat**
für 4 bis 8 Personen
- 1 Oktopus
- Zitrone
- frische Petersilie
- Salz, Pfeffer
- großen Kochtopf & 1 Prise Liebe ❤

*Zubereitung*
Oktopus gründlich waschen, in kochendes, leicht gesalzenes Wasser dreimal eintauchen, dass sich die Beine kringeln, danach Oktopus in das Wasser legen und ca. 45 Minuten auf kleiner Flamme köcheln. Herausholen und abkühlen lassen. Fangarme und Körper abschneiden, von Haut befreien, in kleine Scheiben schneiden. Mit Knoblauch, Olivenöl, frischer Petersilie, Zitronensaft, Salz und Pfeffer abschmecken.

**Tipp:** Anchovis in Olivenöl eingelegt gibt es in den meisten Lebensmittelgeschäften im Glas zu kaufen. Auf Küchenpapier abtropfen lassen und servieren. Garnelen nach Belieben mit oder ohne Schale in Olivenöl und Knoblauch anbraten ca. 3-4 Minuten, bis sie rosa Farbe annehmen. Mit Petersilie bestreuen.

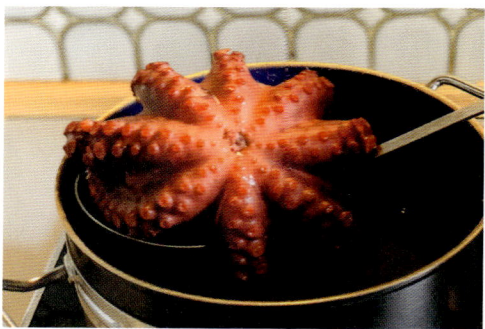

## *Wachtel im Beet vom Rosenkohl*

Wachteln sind die kleinsten der Hühnervögel. Sie sehen unscheinbar aus, sind aber eine wahre Delikatesse. Schon in der Bibel wird beschrieben, wie Gott nicht nur Manna, sondern Wachteln vom Himmel fallen lässt, um Seine Kinder zu ernähren. Nun hatten sie Brot und Fleisch genug, und dazu ein sehr schmackhaftes.

Ich liebe die Wachtel, sie ist nicht nur sehr kalorienarm, sondern auch sehr schnell zubereitet. Gerne brate ich die Wachtelbrüstchen und Beinchen nur kurz an, würze sie und serviere sie als Vorspeise auf Belugalinsen mit Balsamico-Essig. Aber am liebsten bereite ich gefüllte Wachtel zu, mache mir die Arbeit sie ganz zu entbeinen, fülle sie mit Maronen und Äpfeln und serviere sie auf Rosenkohlblättern. Aus den Karkassen (Knochen und Gerippe) wird eine wundervolle Soße bereitet. Wachtel gibts bei uns nur zu besonderen Gelegenheiten.

Unvergessen bleibt die aufregende Geschichte, als wir kurz nach unserer Gründung der kleinen Kommunität, am Allerheiligen-Feiertag 1994 den Bürgermeister von Pegnitz zum Kennenlernen und Abendessen geladen hatten. Das sollte natürlich ein ganz besonderer Abend werden und ich wollte etwas Köstliches auf den Tisch zaubern.

Lange musste ich überlegen, welche Beilage ich zur Wachtel servieren könnte. Aber Gott sorgte, denn ich traf bei unserem Gemüsehändler zufällig einen lieben befreundeten Chefkoch, der mir den guten Tipp gab, die Wachtel auf Rosenkohlblättern zu servieren. Wie dankbar war ich für diesen Vorschlag und er erklärte mir, dass ich die Blätter erst entblättern müsste, anschließend kurz in Salzwasser blanchieren und kalt abschrecken und dann kurz vor dem Servieren in Butter schwenken sollte. Das war großartig, dachte ich, dann bekommt die Wachtel ein schönes grünes Beet auf dem Teller. Wie dankbar war ich ihm. Also entblätterte ich geduldig den ganzen Nachmittag die kleinen Rosenkohlköpfchen, was natürlich sehr zeitaufwendig war. Nachdem alles Weitere vorbereitet und für den Abend bereitgelegt war, sollte nichts schiefgehen.

Ich hatte allerdings nicht mit dem besonderen Eifer eines Ehepaares gerechnet, die ein paar Tage in unserer Gemeinschaft verbrachten. In den ersten hundert Tagen hatten wir täglich Anfragen und viele Gäste, die unsere kleine Gemeinschaft kennenlernen wollten. Die beiden wollten mir bei den Vorbereitungen helfen, aber beim Essen nicht dabei sein. Ich war dankbar und ruhte mich noch kurz aus. Da der Bürgermeister mit seiner Frau gegen 19.30 Uhr da sein wollte, beschloss ich kurz vor neunzehn Uhr die Rosenkohlblätter zu blanchieren. Aber sie waren verschwunden. »Das kann doch nicht wahr sein!«

Überall suchte ich und merkte, wie mein Puls stieg. Wo waren meine Rosenkohlblätter? Alle im Haus suchten aufgeregt, und ich befragte das Ehepaar, ob sie etwas wüssten. Die beiden erschraken

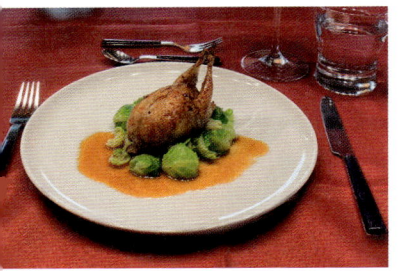

und beichteten, sie hätten sie im Biomüll versenkt, weil sie meinten, das sei der Abfall. Ich dachte, mein Herz bleibt stehen!

»Mach dir keine Sorgen«, meinte unser Gast, »wir besorgen dir Rosenkohl!«, versicherte er mir.

»Wo wollt ihr am Feiertag um 19 Uhr so was bekommen?«, war meine Antwort.

Doch die beiden waren schon zur Haustür raus. Ich war fassungslos und suchte verzweifelt nach einer Alternative. Nach zehn Minuten waren unsere Gäste wieder da. Mit einer prall gefüllten Tüte Rosenkohl. Sie hatten Passanten nach einem Lebensmittelgeschäft gefragt und den Besitzer rausgeklingelt und er hatte das Gemüse noch im Kühlfach. »Bitte verkaufen Sie uns den Rosenkohl, sonst haben wir das Abendessen unserer Gastgeber zerstört«, hatten sie dem verdutzten Händler gesagt. Zu dritt entblätterten wir wie wild die Röschen, und als es an der Haustür klingelte, waren sie im kochenden Wasser. Heute lachen wir über die Geschichte und die wundersame Beschaffung. Aber es ist und bleibt ein herrliches Gericht.

## *Dorade auf Fenchelgemüse*

Wie freue ich mich, wenn Gäste, nachdem sie ein Gericht von mir probieren, mir erklären, dass sie dieses oder jenes eigentlich nicht mögen, aber so hätten sie es noch nie gegessen und es hätte ihnen wunderbar geschmeckt. Wenn sie dann erfahren, wie einfach das Rezept zu kochen ist, leuchten ihre Augen. Fisch ist für mich einfach nur lecker und gesund. Egal, ob Heilbutt oder Dorade, Wolfsbarsch, Lachs oder Kabeljau. Zu diesem Rezept kann man jedes Fischfilet verwenden. Ein Stück Pergamentpapier (Alternative zu Alufolie) mit Olivenöl beträufeln, die Fischfilets mit Salz

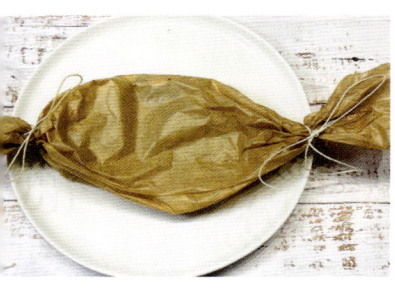

und Pfeffer würzen und nebeneinanderlegen. Man kann Knoblauch, Ingwer, Rosmarin oder Zitronensaft und Olivenöl auf den Fisch legen oder träufeln, muss es aber nicht. Der Fisch schmeckt frisch einfach aus sich heraus. Dann wird das Pergamentpapier fest zu einem Päckchen wie ein Bonbon verschlossen.und mit Küchengarn an den Seiten zugebunden. Bei 180° Ober-/Unterhitze sind die Filets nach 15 bis 20 Minuten perfekt. Er ist saftig und gesund gedämpft. Das Essen kann im Voraus schön vorbereitet werden und dann zum Gang in den vorgeheizten Backofen geschoben werden.

Ebenso der Fenchel. Wussten Sie, dass Fenchel doppelt so viel Vitamin C wie eine Orange hat? Wer ihn nur als Tee kennt, wird überrascht sein, wie mild Fenchel als Gemüse schmeckt. Die Fenchelknolle hat ein leicht süßliches Aroma und schmeckt leicht bitter und nach Anis. Fenchel enthält viele ätherische Öle und beachtliche Mengen an Kalium, Kalzium, Magnesium, Vitamin C, Folsäure, Kieselsäure, Mineralsalze, Stärke, Vitamine A, B und C. Außerdem ist Fenchel eine gute Quelle für Ballaststoffe und auch sehr kalorienarm. Er wird in kleine Würfel geschnitten, den harten Strunk entfernen, das Fenchelgrün aufheben. In etwas Olivenöl anbraten, bis seine ätherischen Öle anfangen zu duften. Ein wenig Wasser hinzufügen und mit 1 Esslöffel Kurkuma, Salz und Pfeffer abschmecken und 15 Minuten bei mittlerer Hitze mit Topfdeckel dünsten. Probieren Sie, ob er weich ist. Dann von der Herdplatte wegstellen. Er sollte bissfest sein und darf ruhig abkühlen. Vor dem Anrichten einmal aufkochen und mit einem Esslöffel Crème fraîche verrühren. Fertig. Ich richte mein Lieblingsgericht so an: 1 bis 2 Esslöffel Fenchelwürfel in die Mitte eines Suppentellers platzieren und den gegarten Fisch auf den Fenchel legen und servieren. Köstlich. Einfach himmlisch.

Noch einfacher ist es mit den Spagettini aus Ziegenfrischkäse.

Auch damit konnte ich schon viele meiner Gäste überraschen. Auf einem Dessertteller durch eine Kartoffelpresse 3 Löffel Frischkäse zu Spagetti durchdrücken. Bei 100° im Backofen erwärmen. Achtung, der Teller wird heiß! Mit Honig beträufeln und mit gerösteten Sesamkernen bestreuen. Hmmm …

**Fisch auf Fenchelgemüse**
für 4 Personen
- Fischfilet nach Wahl
- Pergamentpapier
- Salz
- Pfeffer
- 2 Fenchelknollen
- 1 TL Kurkuma
- 1 EL Crème fraîche
- Olivenöl
- 1 Prise Liebe

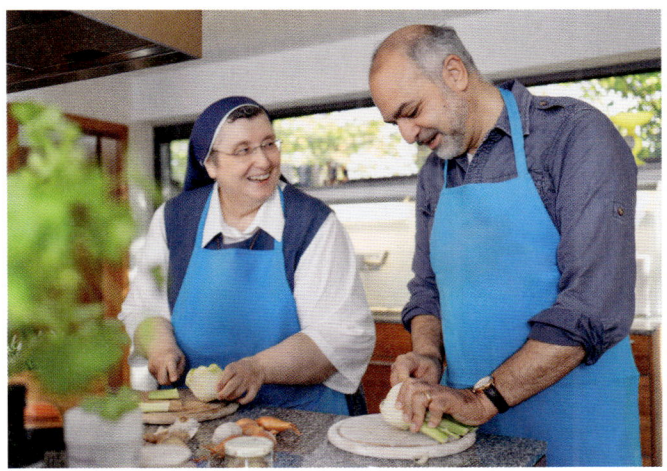

# Jalid Sehoulis Gerichte

## Couscous mit Rosinen und Zwiebeln mit zartem Hühnchenfleisch

für 4 Personen
- Zwiebeln (etwa 1500g)
- 4 Hähnchenkeulen (oder ganz ohne Fleisch)
- 1 EL Gewürzmischung, bestehend aus 1/3 Kurkuma, 1/3 weißem Pfeffer, 1/3 Ingwerpulver, etwa 5 Fäden Safran, 1 Teelöffel Salz
- Couscous (500g)
- Frischer Koriander (1/4 Bund), als Ganzes lassen
- Frische Petersilie (1/4 Bund), als Ganzes lassen
- etwa 100 Rosinen
- 3 EL Butter
- 50 g Mandel Raspeln
- 1/2 EL brauner Zucker
- 1 Prise Zimt
- 1 Prise Liebe ❤️

Das Essen kann auch mit Kichererbsen, Möhren und Kürbis zubereitet werden. Bitte für dieses Gericht sich viel Zeit nehmen (etwa 3h).

*Zubereitung*

Den Couscous in eine offene Schale geben und mit etwas lauwarmem Wasser übergießen, bis er schwimmt. Das überstehende Wasser abfließen lassen, die Schale mit einem Küchentuch abdecken und für etwa eine halbe Stunde ruhen lassen. Nutzen Sie nun die Zeit, um die Hähnchenkeulen kurz anzubraten.

Für die Couscous-Soße einen Topf auf kleiner Flamme vorheizen, die Hähnchenkeulen mit der Gewürzmischung aus Kurkuma, Ingwerpulver, weißen Pfeffer, etwas Safran beigeben und sehr klein geschnittenen Zwiebeln köcheln lassen (etwa 500g Zwiebeln verwenden für die Soße). Dann frischen Koriander und die Petersilie hinzugeben, aber nicht zerkleinern, da diese später als Ganzes wieder herausgenommen wird. Das Ganze bei kleiner Flamme köcheln lassen, bis die Hähnchenkeulen durch sind, etwas Salzen nicht vergessen, dann das Koriander und die Petersilie wieder herausnehmen, das ist die marokkanische Couscous-Soße.

Wenn der Couscous 30 Minuten im Wasser gelegen hat, mit den Händen den Couscous zerreiben, mit etwas Olivenöl benetzen und die kleinen Klumpen wieder auflösen, bis der Couscous wieder kleinkörnig ist. Dies bis zu dreimal wiederholen. Je mehr Sie Zeit hierfür reservieren und investieren, so bekömmlicher wird der Couscous. Nun ist der Couscous für das Dämpfen vorbereitet (Dampfgaren).

In einem separaten Topf etwa 1000 g Zwiebeln in Scheiben schneiden und mit etwas Butter bei kleiner Flamme anbraten, bis sie glasig sind und das Wasser entzogen ist. Nun etwa 100g Rosinen dazugeben und weiter köcheln lassen (etwas Soße und etwas braunen Zucker und eine Prise Salz, Zimt und Pfeffer dazugeben). Gehobelte Mandeln bei kleiner Flamme ständig bewegen und anrösten, dabei aufpassen, dass diese nicht verkohlen.

Den Couscous in den Dampfgarer geben und mit dem Dampf dünsten. Der Couscous muss heiß werden, daher bitte nach etwa 20 Minuten prüfen, ob dieser im Zentrum auch die richtige Temperatur hat. Wenn der Couscous richtig heiß geworden ist, diesen aus dem Dünsttopf (Dampfgarer) herausnehmen, in die Schale legen und vorsichtig rühren. Den Couscous mit etwas Salzwasser benetzen. Jetzt wieder den Couscous in den Dampfgarer geben und wieder dünsten lassen. Vorgang wie vormals noch zweimal wiederholen, damit alle Körner die beste Konsistenz erhalten. Dann nochmals den Vorgang wiederholen, doch nun etwas von der Couscous-Soße beigeben und leicht verrühren. Dann wieder in den Dampfgarer legen und weiterköcheln.

Zum Finale wird der Couscous dann in einen großen Teller oder eine große Schale gelegt und als Vulkan aufgetürmt. Die Hähnchenteile (ohne Haut) werden vorsichtig aufgelegt, gefolgt von

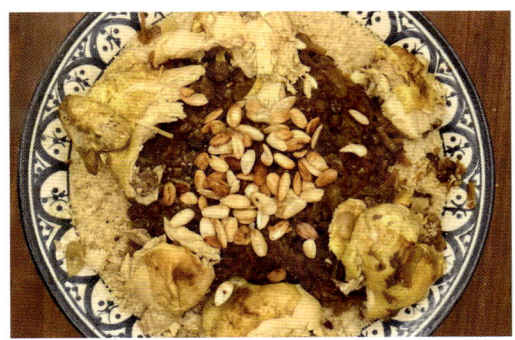
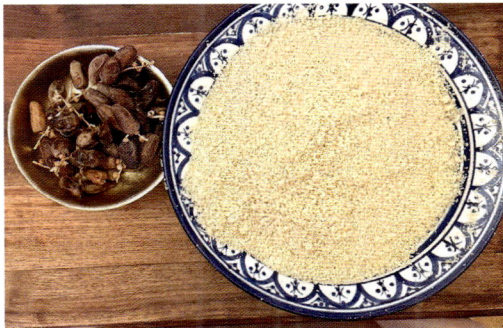

den glasierten Zwiebeln und Rosinen. Etwas Couscous-Sud von der Spitze vorsichtig auf den wartenden Couscous geben und separat in eine Schüssel legen. Jetzt den Vulkanturm mit den Mandeln dekorieren, guten Appetit.

Ich liebe Couscous, der stets heiß und dampfend serviert wird. Daher graut es mir, wenn ich kalten Couscous auf Buffets sehe. Auch meine geliebte Frau und meine Kinder sind verrückt nach Couscous, der eine mag es mehr mit Zwiebeln und Rosinen, der andere lieber die Gemüsevariante.

Couscous ist das ideale Gericht für große Runden. Es wird auf einem großen Teller serviert, und die Gäste sitzen drumherum. Auf allen Festen, wie Hochzeiten, Geburtstage aber auch auf Trauerfeiern wird Couscous serviert. Man sagt, dass es deshalb bei Trauerfesten serviert wird, da die unzähligen Hirsekörner die guten Taten des Verstorbenen symbolisieren sollen. Couscous verleitet zum Träumen, Freuen, Trauern und Weinen und vertieft die Freundschaft und Liebe der Gäste.

## *Pastella mit Seeteufel und Meeresfrüchten*

für 4 Personen
- 2 Zitronen
- 1 bis 2 frische Knoblauchzehen, 1 Bund Koriander,
- weißer Pfeffer
- 1 (Salz-)Zitrone, 1 Teelöffel Kümmel, Prise Salz,
- ein Teelöffel frisch geriebener Ingwer,
- einige Safranfäden (wenn vorhanden),
- 4 Esslöffel Olivenöl,
- etwa 800 g frischer Seeteufel, etwa 150 g geschälte Garnelen, etwa 10–15 Miesmuscheln,
- 50 g Butter, vier marokkanische Warqa-Blätter (Filoteig), 50 g Butter, frisches Eigelb
- 1 Prise Liebe ❤

*Zubereitung*

Zuerst den Saft der Zitronen auspressen, frischen Knoblauch schälen und zerdrücken oder zerreiben. Anschließend den frischen Koriander gründlich waschen und abtrocknen und die Blättchen abzupfen. Nun den schwarzen Pfeffer im Mörser zerstoßen und die Salzzitrone in kleine Stücke schneiden.

Dann etwa die Hälfte des Zitronensafts mit Safran, Ingwer, Pfeffer, Kümmel und zwei Esslöffeln Olivenöl verrühren und je nach Vorliebe etwas Salz hinzugeben.

Frischen Seeteufel (alternativ: Kabeljau) waschen und die Gräten entfernen und abtrocknen lassen und in kleine Stücke schneiden. Grundsätzlich kann dies mit kleinen Tintenfischen verfeinert werden. Die Miesmuscheln waschen und von den Schalen befreien. Auch die Garnelen werden in kleine Stücke geschnitten.

In einer Pfanne etwas Olivenöl und die Butter erwärmen und dann die Seeteufelstücke bei mittlerer Hitze etwa zwei Minuten anbraten und die Zitronenstücke und den restlichen Zitronensaft dazugeben. Die Seeteufelstücke werden dann für weitere zwei Minuten gedünstet, dann herausgenommen und warm gehalten. In einem verschließbaren Topf werden jetzt die restlichen Zitronenstücke erhitzt. Die Muscheln und ggf. die Tintenfischstücke werden darin für etwa acht bis zehn Minuten bei schwacher Hitze gedünstet. Die Garnelen werden dann beigemengt und für einige wenige Minuten gedünstet und dann vom Herd genommen.

Anschließend die Seeteufelstücke dazugeben und darauf achten, dass nicht zu viel Flüssigkeit entsteht (sonst abgießen).

Den Backofen auf 180° vorheizen. Den Filoteig vorbereiten und etwas Soße darauf geben, den Seeteufel und die Meeresfrüchte darauf verteilen. Anschließend die weiteren Teigblätter in Form von Blütenblättern dazulegen, bis sie den gesamten Boden der Form bedecken. Die Teigränder sollen über die Form hinausragen. Jetzt eine Lage der Füllung mit den Händen verteilen und mit weiteren Blättern bedecken. Immer wieder etwas Füllung dazwischen legen und mit Teigblättern bedecken, bis die Füllung aufgebraucht ist. Die überstehenden Teigblätterränder umschlagen und falten.

Die Pastella mit Butter und Eigelb einpinseln und im Ofen bei etwa 120 °C im heißen Backofen über eine Zeit von etwa 20 Minuten goldbraun backen und warm servieren, abschließend mit etwas Zimt und Puderzucker bestreuen.

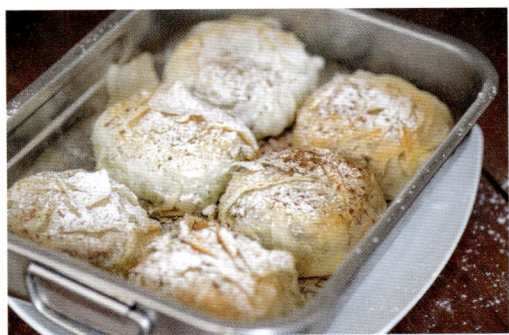 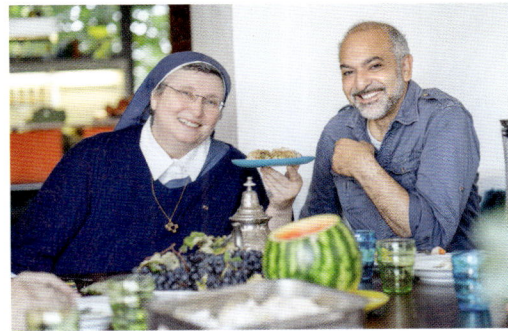

Pastilla, auch Bastilla, Bstilla oder Bsteeya genannt, ist das wahre Königsgericht der marokkanischen Küche und verbindet die verschiedensten Aromen des Okzidents und Orients. Es handelt sich um eine Komposition aus Fisch oder Fleisch aus knusprigen, übereinander geschichteten, dünnsten Teigblättern mit süßesten Gewürzen. Aufgrund der sehr aufwendigen Zubereitung wird sie meist nur bei ganz besonderen Festen – wie einer marokkanischen Drei-Tage-Hochzeit – zubereitet.

Der Ursprung der Pastilla ist unklar, doch in keiner anderen Landesküche gibt es die Pastella. Man sagt, Wanderköchinnen aus dem Sudan hätten die Pastilla für die Wohlhabenden zubereitet. Andere sagen, das Gericht sei unter dem Einfluss der Andalusier und Perser entstanden. Für mich ist die Pastella ein Symbol der Vielfältigkeit und Diversität. Wenn Vielfalt und Diversität zusammenkommen, entsteht etwas Großartiges, etwas Unvergleichbares, ganz anders als der Ursprung der einzelnen Einflüsse.

## *Tajine mit Lamm und frischen Quitten*

für 4 Personen
- 500–1000g frische Lammkeule
  (in etwa 10–20 cm breite Streifen kleiner schneiden oder würfeln)
- 2 Teelöffel Pfeffer,
- 2 Teelöffel Kurkuma
- 2 Teelöffel Ingwerpulver
- ½ Teelöffel Zimt
- 2–4 Knoblauchzehen
- 5 dünne Scheiben frischer Ingwer
- ¼–1/2 Teelöffel Salz
- etwa 4–6 Esslöffel Olivenöl
- 4 Quitten (600–700 g)
- etwa 5 kleine Schalotten
- etwa 10–15 getrocknete Backpflaumen
- etwa 500 g Kartoffeln
- ½ Bund frischen Koriander
- ½ Bund Petersilie
- 1 Prise Liebe ❤️

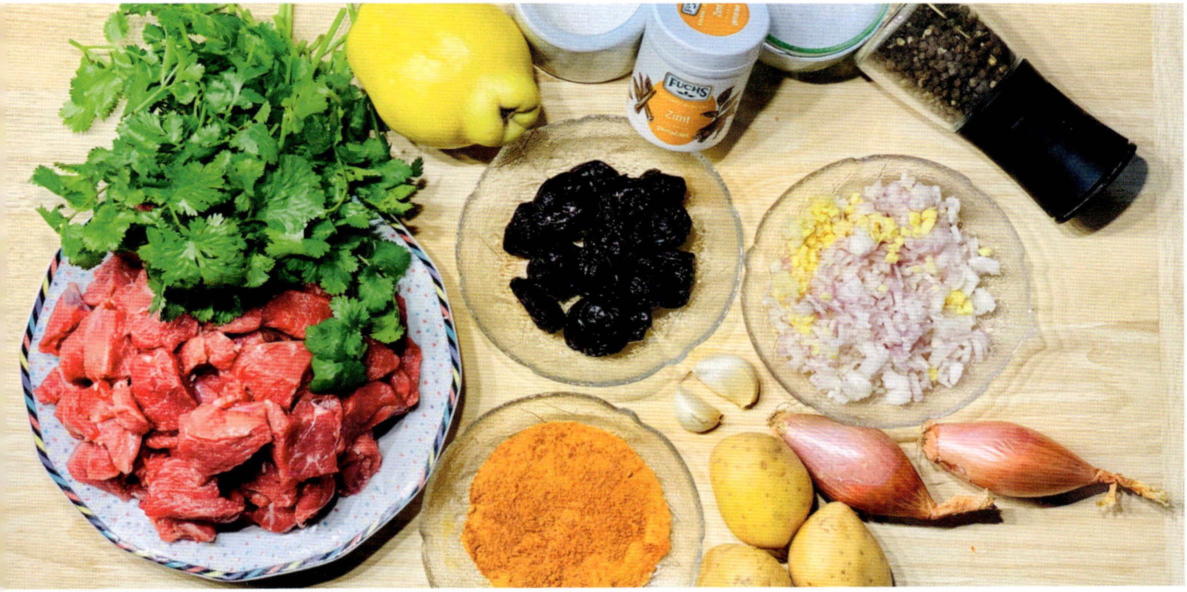

Jalid Sehoulis Gerichte

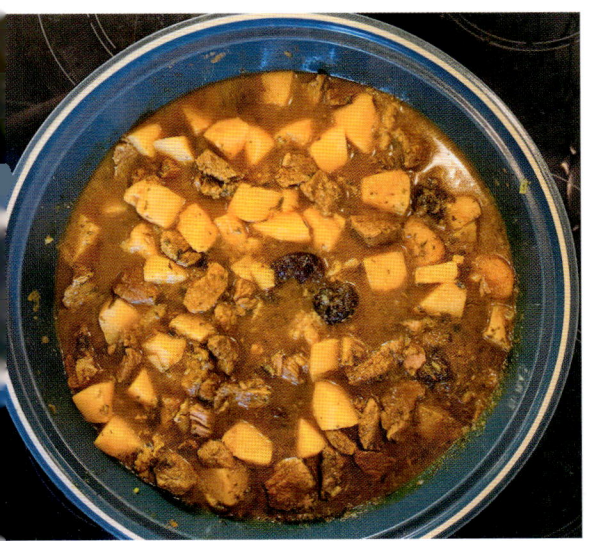
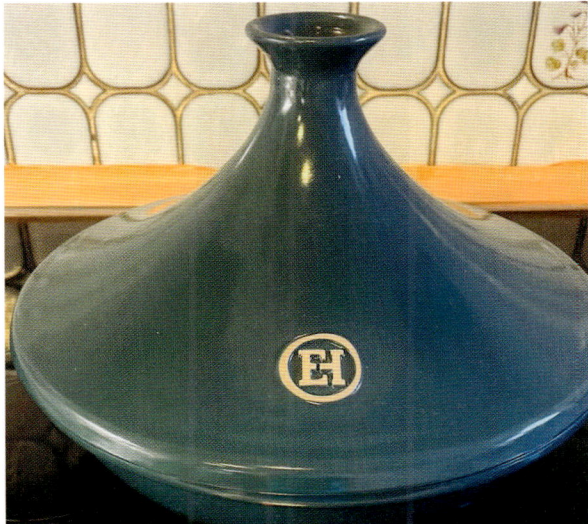

*Zubereitung*
Benötigt wird ein verschließbares Tongefäß. Ich liebe die Tajine, aber auch ein klassischer Römertopf kann verwendet werden. Das Lammfleisch mit etwas Olivenöl einreiben und dort mit Kurkuma, Zimt und Salz würzen, sodass die Gewürzmischung alle Seiten des Lammfleischs ummantelt. Etwa 100 ml lauwarmes Wasser, die Knoblauchzehen und die Schalotten mit etwas frischem Koriander und der Petersilie dazugeben. Wenn die Quitten einen feinen Flaum haben, bitte abreiben und sie mit etwas Butter und 1 TL Zimt auf kleiner Flamme langsam separat köcheln lassen, bis die Konsistenz beginnt weich zu werden. Ansonsten die Quitten schälen, in Würfel schneiden und weich dünsten. (Bitte früh damit beginnen, denn die Quitten brauchen viel Zeit, um weich zu werden.) Mit kleiner Flamme dann etwa zwei bis drei Stunden die Tajine auf mittlerer Herdplatte oder im Backofen (Unterhitze) kochen lassen. Bitte auf ausreichend Flüssigkeit achten, ggf. nachgießen und nachsalzen. Nun die geschälten Kartoffeln in einen anderen Topf geben und sehr lange kochen lassen, bis die Konsistenz von hart zu sehr weich wechselt. Dann die Kartoffeln in die Tajine geben, etwas von dem Wasser wieder hinzugeben, damit das Gericht ausreichend Flüssigkeit hat. Nun auch und Backpflaumen dazugeben. Dann das ganze Gericht auf kleiner Flamme mindestens etwa weitere 30 Minuten kochen lassen. Darauf achten, dass stets ausreichend Flüssigkeit vorhanden ist. Kurz vor dem Servieren die gedünsteten Quitten dazugeben. Der Wasserspiegel am Boden sollte mind. 10 cm betragen. Die Tajine wird heiß serviert und kann auf dem Teller mit Zitrone verfeinert werden.

**Meine kleine Geschichte zum Gericht**
Wenn ich jemals eine Henkersmahlzeit wählen müsste, würde ich nach diesem Gericht fragen. Ich würde den Henker dazu einladen, ebenfalls von diesem wunderbaren Gericht zu kosten, und ihn damit überzeugen, dass er sich einen neuen Beruf suchen soll. Jede Tajine ist anders, jeder ein kleines Abenteuer. Jede Köchin und jeder Koch hat ihre eigene kleine Variation. Die Varianten unterschieden sich in der Dosis der Gewürze und der Zutaten sowie ihrem Verhältnis zueinander. Die Tajine lässt uns die Freiheit, eine eigene Note zu setzen, und verleiht einem die Geborgenheit und das Vertrauen, dass es allen schmecken wird, einem selbst ebenso wie der Gemeinschaft. Das hatte uns unsere Mutter mit ihrer Tajine lehren wollen. – Danke, *mamma!*

# Was Leib und Seele brauchen

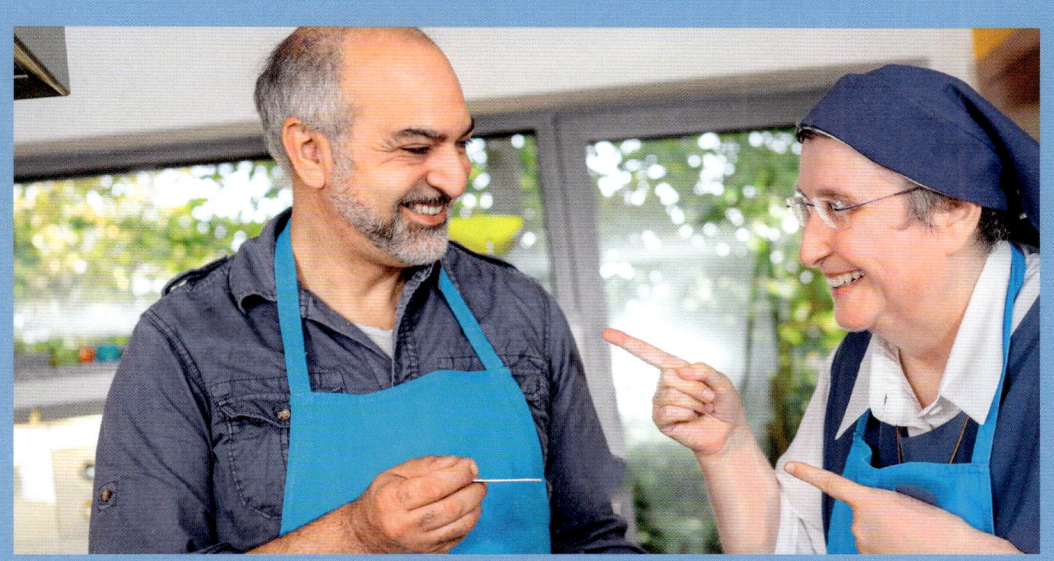

# Dankbarkeit

## *Mit tiefer Lust genießen*

### Schwester Teresa

»Jeden Tag aufs Neue mache ich aus meinem Leben, mit all seinen Einschränkungen, meine Leidenschaft! Meine Liebe zum Kochen ist meine Liebe zum Leben.« Das ist das Motto des Kochs Mario Gamba vom *Acquarello* in München. Und das kann ich von Herzen unterschreiben! Würde mich jemand fragen, wie ich mein momentanes Leben betiteln würde, dann würde ich, ohne nachdenken zu müssen, sagen: »Pure Dankbarkeit.« Sie ist so tief empfunden und überstrahlt jeden Tag. Ich habe einen bösartigen Tumor überlebt. »Das ist doch klar«, könnten die meisten zustimmen. »Wer wäre da nicht dankbar?« Aber so einfach ist es nicht und würde nicht an die Wahrheit herankommen, die mein Herz wirklich empfindet.

Ich bin zuerst dankbar, dass ich der atemberaubenden Liebe Gottes auch in dieser schwierigen Zeit treu bleiben konnte. Mein Gott hat mich nicht verlassen, und meine Liebe zu IHM ist größer denn je. Alles, was ich je gedacht, gefühlt, geglaubt, anderen zugesagt und gelebt habe, ist wahr. Wenn mein Herz voll Dankbarkeit überquillt, dann zuerst aus diesem Grund. Es ist nicht grenzenlos belastbar. Kein Herz ist das. Wie viel Leid kann es ertragen? Aus menschlicher Perspektive müsste es elend verkümmern. Es fällt uns schwer, bei Schmerz, Angst, Krankheit, Trennung, Verlust oder Tod Liebe und Dankbarkeit zu empfinden. Wir lassen uns von unseren negativen Gefühlen gefangen nehmen und runterziehen und verlieren völlig den Blick für die Liebesspuren Gottes in unserem Leben. Wir fühlen uns von Gott im Stich gelassen und der Zweifel an einen liebenden Gott oder Vater nimmt solche Ausmaße an, dass wir IHM den Rücken zukehren. Wir hadern mit dem Schicksal und entfernen uns in vielen Fällen immer weiter von IHM, wenn das Leben unerträglich wird. Glauben und hoffen, beten und danken sind leicht, wenn es uns gut geht, wir gesund sind, auf der Erfolgswelle reiten. Aber in den Schwierigkeiten, Einschränkungen, Schmerzen, Sorgen oder Grenzen die gleiche Fähigkeit zur Dankbarkeit zu entdecken, ist ein menschliches Abenteuer. Es ist eine ganz besondere Art von Lebenskunst. Oder wie ein Sprichwort sagt: »Es sind nicht die Glücklichen, die dankbar sind, sondern die Dankbaren, die zu Glücklichen werden.« Wer mich kennt, weiß, wie glücklich ich jeden Tag meines Lebens war. Und ich hatte eine Menge Gründe dafür, um auch großzügig mit allem zu sein, denn ich wusste immer, dass alles eine Gnade und ein Geschenk von Gott ist, nichts war selbstverständlich für mich. Wenn ich die Augen morgens aufschlug, sagte ich mir: »Heute wird der schönste Tag in meinem Leben«, weil ich darauf vertraute, dass Gott da ist und ER mir genau die Kraft geben würde, die ich brauchte.

Seit meiner Erkrankung hat meine Dankbarkeit eine neue Qualität bekommen. Je kleiner mein Lebensradius wurde, umso mehr entdeckte ich, wie meine Dankbarkeit neue Facetten und Dimensionen bekam. In den Wintergarten zu gelangen, die kleine Treppe zu bewältigen, um den Nachmittagstee mit meinen Lieben zu genießen, wurde zum Megaausflug des Tages. Es war eine riesige körperliche Anstrengung. Wie erfreute ich mich an den zwei Raben, die sich jeden Tag um die gleiche Zeit zu uns im Garten gesellten. Ich nannte sie Valentin und Valentina. Die Blumenkästen, die Pfarrer Franz vor den Fenstern meines Büros anbringen ließ, wo mein Krankenbett stand, beglückten mich Stunde um Stunde. Ich konnte mich nicht sattsehen. Auch die kleinen Störche, die geschlüpft waren und die ihre ersten Flugversuche vor unserem Haus machten, erfreuten mein Herz. So wie ich jeden Tag Fortschritte beim Gehen machte, so übten sie das Fliegen. Wir spornten uns gegenseitig an.

Briefe, Kommentare, Nachrichten, Päckchen und Anrufe, die liebevoll und ermutigend gestaltet waren, ummantelten mich und gaben mir das Gefühl, nicht vergessen zu sein. Sogar Gebetsvideos, wo in Gemeinden oder auf christlichen Sendern für mich Gebete ausgesprochen wurden, erreichten mich. Als Gesunder ist der Gang zur Toilette selbstverständlich. Wie unvorstellbar dankbar war ich jeden einzelnen Tag, wenn es nicht umsonst war. Es klingt verrückt, aber jeder Stuhlgang war ein Glücksgang. Ich strahlte, als hätte ich im Lotto gewonnen. Während der monatelangen Chemotherapie und der Bestrahlungen mussten täglich zwei Liter Wasser getrunken werden, um das Gift wieder auszuspülen. Ich fing früh schon an, damit ich zum Abend das Pensum schaffte. Denn was oben hereinkam, musste unten wieder raus. Es war ein ständiges Hin und Her. Mein Körper dankte es mir mit Wohlbefinden und Schmerzfreiheit, wenn ich mich an das Pensum hielt.

So lernte ich, wie dankbar ich über das Selbstverständlichste wurde. Es waren nicht mehr große Dinge, sondern die Summe vieler Kleinigkeiten. Ein kleiner Sonnenstrahl, ein Lied von Schwester Claudia gesungen, eine Rose in der Hand von Pfarrer Franz oder vier Stunden am Stück geschlafen zu haben, konnten mich unendlich glücklich machen und machten mich dankbar.

## Genuss mit allen Sinnen

Welch ein Genuss war es, ohne Übelkeit etwas essen zu können. Zu riechen, zu schmecken, zu kauen, zu schlucken und zu verdauen. Mit stiller Dankbarkeit investierte ich meine ganze Liebe in die Zubereitung der Speisen. Betrachtete sie, richtete sie kunstvoll her. Machte ein Foto davon, als wäre ich in einem Kochwettbewerb. Je achtsamer man isst, desto mehr lernt man, wertzuschätzen, was man isst.

Ich erinnerte mich an den Religionsunterricht, den ich jahrelang bei den Drittklässlern in der Grundschule hielt. Kurz vor ihrer Erstkommunion brachte ich den Kindern ein frisches Baguette mit in die Schule. Wir machten einen Stuhlkreis. Ich legte das kostbare Brot behutsam auf eine weiße Stoffserviette, zelebrierte ganz langsam Schritt für Schritt das gemeinsame Essen, denn ich wollte, dass die Kinder sich bewusst wurden, wie gut ein Stückchen Brot auch ohne Butter, Marmelade, Wurst oder Nutella schmecken kann. Jedes Kind bekam ein kleines Stück in seine kleine Hand und musste warten, bis alle etwas hatten. Dann rochen sie an diesem frisch gebackenen Brot und schwärmten. Ich bat sie in der ersten Runde, die Augen zu schließen und beim Kauen das Brot bewusst zu schmecken und an einen Menschen zu denken, den sie lieb hatten. Ihre Kommentare waren jedes Jahr aufs Neue umwerfend. »Da wurde mir richtig warm ums Herz.«, »Ich dachte an meine Mama, wie lieb sie mich hat, ich habe ihre Liebe gespürt.«, »So gut hat mir noch nie ein Brot geschmeckt.«

Oft musste ich an diese Religionsstunde denken, wenn ich zuerst einen Bissen in den Mund schob und vorsichtig schmeckte. Ich fühlte mich, als wäre ich neugeboren worden. So gut hatte mir noch nie ein Stück Paprika, ein Apfel oder ein Bissen Brot geschmeckt. Dankbarkeit bewertet jedes Essen weit über seinen Nährwert oder nach gesundheitlichen Gesichtspunkten. Es wird mit tiefer Lust genossen. Wieder leben zu dürfen, weckt unbändige Freude und enorme Dankbarkeit.

Diese Dankbarkeit sah man mir an, denn ich strahlte wieder und empfand körperliches Wohlbefinden. Mich wunderte nicht, als ich von Studien erfuhr, wie Dankbarkeit helfen kann, Gesundheit zu stärken oder sogar die Heilung von Krankheit zu begünstigen.

*Wie tief der Dank dem Herz entspringt.*
*Für alle Freuden lacht und singt.*
*Es ist die Summe vieler Dinge.*
*Die ich aus Dank in Worte bringe.*

*Dank sei Dir Gott für alles Leben.*
*Du gabst und lernst mich, neu zu leben.*
*Achtsam genießen jeden Tag*
*Für dies Geschenk ich danke sag.*

# Mein Lebenstraum hat sich erfüllt

## Prof. Dr. med. Jalid Sehouli

Ich bin so dankbar, dass ich meinen Lebenstraum Arzt werden zu dürfen erfüllt sehe. Mich faszinierte es schon in meiner Jugend, helfen zu können und Krankheit und Gesundheit zu verstehen. Als Kind versuchte ich, alles über unsere Haustiere zu lernen. Wir hatten Kaninchen, Fische und Vögel. Schnell lernte ich alle Fakten zu Wildkaninchen, Zwergkaninchen, Feldhasen und Aquarienfischen wie Guppys, Skalaren, Black Mollies, Neonfischen und Mosaikfadenfischen sowie Vögeln wie Wellensittichen und Japanische Mövchen. Darum wollte ich zunächst auch Tierarzt werden.

Nachdem ich als 8-Jähriger auf meinem orangen Bonanza-Fahrrad von einem betrunkenen Autofahrer angefahren wurde, wurde ich wegen eines komplizierten Schienbein- und Beckenbruchs sechs Monate im Kinderkrankenhaus behandelt. Ich war tief beeindruckt von den Ärzten, auch wenn ich immer große Angst hatte, wenn sie meinen Gips mit einer »großen« Schere öffnen und wechseln wollten.

Wahrscheinlich war dies, neben der Tatsache, dass meine geliebte Mutter Zohra als Stationshilfe arbeitete und stets in höchsten Tönen von der so wertvollen Arbeit im Krankenhaus berichtete, ausschlaggebend für meine spätere Berufswahl. Meine Mutter erzählte immer wieder von dem einfühlsamen Einsatz für die Patientinnen und Patienten, dem Operieren, dem Pflegen und Genesen im Krankenhaus, als ob es keinen schöneren Platz in der Welt zum Arbeiten gäbe. Vermutlich war es schließlich die Summe der positiven Eindrücke, die mich letztendlich davon überzeugten, meinen Lebenstraum von der Tiermedizin auf die Humanmedizin zu wechseln. Danke *Mamma*!

*Lasset uns die Dankbarkeit stets vor der Saat fühlen,*
*Lasset uns die Dankbarkeit stets vor dem Ernten aussprechen,*
*Lasset uns die Dankbarkeit stets vor dem Kosten zeigen*
*und lasset uns alle daran teilhaben, die dies ermöglicht haben.*

# Erfrischende Wassermelonensuppe

........ FÜR 4 PERSONEN ........

- 400 g Wassermelone
- Zitronensaft
- Frische Minze
- 1 Prise Liebe

## Zubereitung

1. Wassermelone schälen und entkernen.
2. Eine Handvoll Melone in kleine Würfel schneiden. Beiseitelegen.
3. Zitrone auspressen.
4. Alle Zutaten mit dem Pürierstab mixen. In einer Schüssel anrichten
5. Melonenwürfel in die Suppe geben und mit Minzblättern dekorieren und im Kühlschrank mindestens 30 Minuten kühlen.

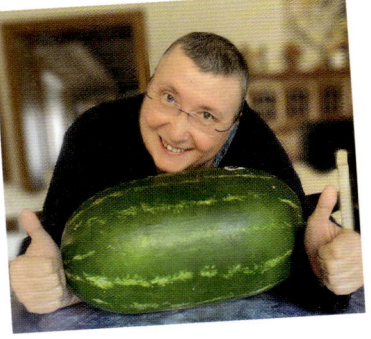

**TIPP:** Sollte etwas übrig bleiben, einfach Wassereis herstellen. Wassermelonensuppe in Eisformen füllen und für einige Stunden in das Eisfach legen.

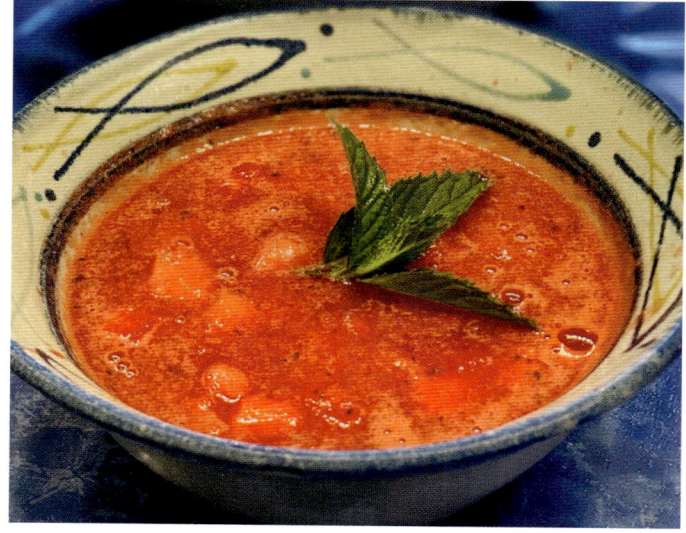

## Gefüllte Himbeeren

- 1 frische Schale Himbeeren
- 10g frisch geriebener Ingwer
- 1/2 Bund frische Minze
- 1 Zitrone oder Limone
- 2 Tl Agavendicksaft
- 1 Prise Liebe ❤

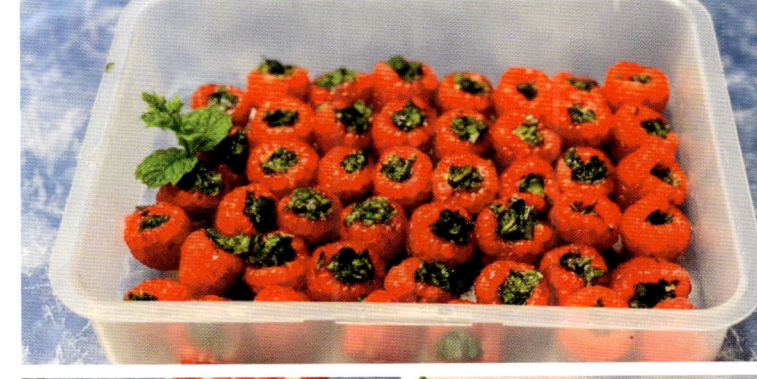

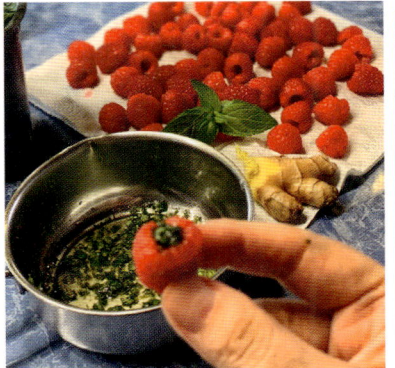

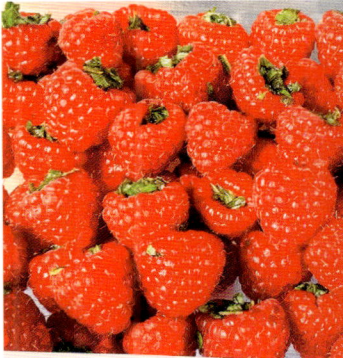

### Zubereitung

Himbeeren kurz waschen. Alle Zutaten mit Agavendicksaft verrühren. Anschließend die Himbeeren vorsichtig befüllen. In eine Gefrierdose oder einen Gefrierbeutel geben und in den Gefrierschrank legen. Sobald sie gefroren sind, nach Lust und Laune Himbeere für Himbeere genießen. Eine Geschmacksexplosion.

**TIPP:** Mit dem Stiel eines Kaffeelöffels lassen sich die Himbeeren leicht befüllen.

# Gyoza mit Edamame und Garnelen

## FÜR 4 BIS 6 PERSONEN

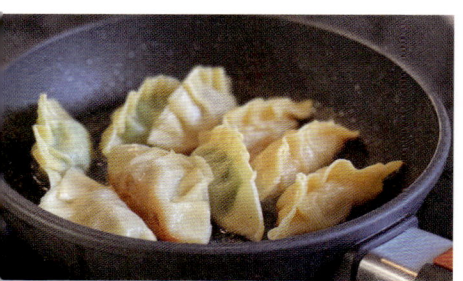

### Mit Garnelen
- 150 g Garnelen ohne Kopf und Schale
- 25 g Chinakohl
- 1 TL Frühlingslauch
- 1 TL Sesamöl
- 1 TL Mirin
- 1 Knoblauchzehe, fein gewürfelt
- 1 cm großes Stück Ingwer
- Ca. 30 Gyozateigblätter (Asialaden)
- 1 EL Öl
- 1 Prise Liebe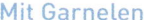

### Mit Edamame
- 100 g TK Edamame
- 50 g frischer Spinat
- 1 Knoblauchzehe
- 1 Schalotte
- 1 daumengroßes Stück Ingwer
- Salz und Pfeffer
- Öl zum Braten
- 1 Prise Liebe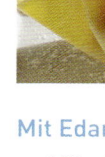

### Dipp
- 6 El Sojasauce
- 3 El Reisessig
- 5 Tropfen Sesamöl
- optional 1 Tl Chilisauce od. Siracha
- Sesam

**TIPP:** Man kann sie auch wunderbar einfrieren. Um zu verhindern, dass die ungekochten Teigtaschen zusammenkleben, auf einem Stück Backpapier in den Gefrierschrank legen, ohne dass sie sich berühren. Nach ein paar Stunden portionsweise in einen Gefrierbeutel legen und mit Datum beschriften. Teigtaschen sind eingefroren 3 bis 6 Monate haltbar.

### Garnelenfüllung

1. Garnelen in kleine Stücke, Chinakohl in Streifen, Lauch in dünne Ringe schneiden.
2. Knoblauch und Ingwer schälen und fein reiben.
3. Alle Zutaten vermischen. Kühl stellen bis zur Zubereitung.

### Edamamefüllung

1. Die TK-Edamame 5 Minuten im Topf kochen. Kalt abschrecken.
2. Knoblauch, Zwiebel und Ingwer schälen und fein reiben und in einer Pfanne mit etwas Öl ca. 3 bis 4 Minuten darin anbraten.
3. Spinat dazugeben und so lang auf kleiner Hitze braten, bis der Spinat zusammenfällt. Kurz abkühlen lassen.
4. Überschüssiges Wasser vom Spinat ausdrücken und in eine Schüssel umfüllen.
5. Edamame dazugeben und mit einem Pürierstab mixen, damit eine homogene Masse entsteht.
6. Mit Salz und Pfeffer abschmecken.

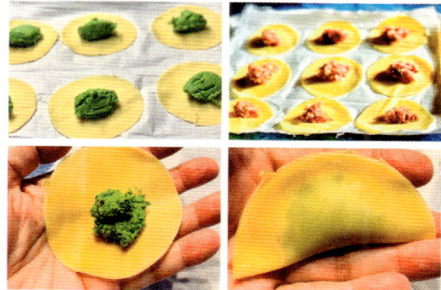

### Dipp

1. Alle Zutaten für den Dipp mixen.
2. Mit Sesam bestreuen.

## Zubereitung

Gyozaplatten nebeneinanderlegen. 1 TL der Füllungen in die Mitte auf den Teig legen. Eine Teigscheibe auf eine Hand legen und den Rand rundherum mit angefeuchtetem Zeigefinger nass machen. So kleben die Blätter und halten gut zusammen. Die Hälfte des Teiges über der Füllung zusammenklappen und mit den Fingern ein paar Falten in die Gyozas formen. Einen Teller oder eine Platte mit Mehl bestäuben und die geformten Gyozas nebeneinanderlegen. Anschließend die Gyozas in etwas Öl in einer beschichteten Pfanne einseitig goldbraun anbraten. Etwas Wasser hinzugießen und erst 5 Minuten mit geschlossenem Deckel, dann ohne Deckel weiter garen, bis das Wasser verdampft ist. Gyozas warm stellen, bis alle gebraten sind. Nun auf einer Platte anrichten und mit dem Dipp genießen.

# Heimat

## *Wo ich geliebt bin, bin ich zu Hause*

### Schwester Teresa

Deutschland ist meine Heimat, auch wenn ich in Kroatien geboren bin. Mein Vater wurde als Fußballtalent entdeckt und zog als junger Mann nach Deutschland. So kam ich im Alter von 4 Jahren nach Weinheim an der Bergstraße und wuchs im Badischen auf. Im Kindergarten lernte ich in kürzester Zeit perfekt die deutsche Sprache, bis nur noch mein Nachname verriet, dass meine Familie wohl einen anderen Ursprung hatte. Schlechte Erfahrungen aufgrund meiner Herkunft machte ich während meiner gesamten Schulzeit bis zum Abitur nicht. Im Gegenteil: Mein Vater war ein angesehener Sportler. Und nicht nur meinen Vater kannte man aus der Zeitung, auch mein Name tauchte immer wieder im Sportteil der Weinheimer Nachrichten auf, denn ich war in meiner Jugend eine erfolgreiche Leichtathletin und zuvor Kunstturnerin.

Später war es für mich selbstverständlich, die deutsche Staatsbürgerschaft anzunehmen, und was für eine riesengroße Ehre war es für mich, 2013 den Bundesverdienstorden der Bundesrepublik Deutschland für mein Engagement zu erhalten. Ich liebe Deutschland. Und durfte es durch meine unzähligen Vortragsreisen wahrlich kennenlernen. Es gibt keine Region, wo ich nicht schon eingeladen war.

Doch auch wenn Deutschland meine Heimat ist, liebe ich meine familiären Wurzeln, meine Verwandten und das herrliche Land Kroatien, vor allem das Meer, wo wir jeden Sommer die Ferien verbrachten. Wenn Mama für mich Burek macht, eingelegte Paprika und Auberginen, Hühnchenpaprikasch mit Nockerln, Spanferkel, Cevapcici, Fisch in allem Varianten, dann überkommt mich ein wohliges Gefühl und ich fühle mich zurückversetzt in meine Kindheit. Als Kind schaute ich mit staunenden Augen zu, wie meine Mutter den Strudelteig für den Burek Stück für Stück auseinanderzog, bis der ganze Tisch mit einer hauchdünnen Schicht Teig ausgelegt war und dann mit pikantem Hackfleisch oder Kartoffelwürfeln belegt und zu einer langen Schlange gerollt und wie eine Schnecke in die runde Backform gelegt wurde. Der Duft, der das Haus erfüllte, war unbeschreiblich.

Zuerst war meine Mama meine Heimat. Für mich als Kind war es völlig unwichtig, wo ich aufwuchs. Ich wurde von dem Moment, da sie wusste, dass ich in ihrem Bauch heranwuchs, überschwänglich erwartet und geliebt, auch wenn mein Vater erst einen kleinen Stups brauchte. Ihre mütterliche Liebe war unendlich groß, ihre herzliche Zuneigung gewaltig. Sie hat so viel Liebe und Wärme in mich hineingelegt, dass ich über alle Maßen glücklich, selbstbewusst und großzügig durchs Leben gehen konnte. Für ihre große mütterliche Hingabe und sanfte Strenge, mit der sie mich geliebt, erzogen und ermutigt hat, das Leben zu umarmen, werde ich Gott nie genug danken können. Sie war immer zielstrebig. Auch wenn sie ganztägig in der Sparkasse arbeitete, war sie immer spürbar für mich da und ist mir ein großes Vorbild an Fleiß, Stärke, Gastfreundschaft und Güte. Vor allem aber in ihrer großen Herzlichkeit. Sie gibt alles, für jeden. Zugleich ist sie immer freiheraus, direkt und unabhängig. Sie weiß, was sie will. Das wusste sie schon immer.

Meine Mutter ist der lebende Beweis dafür, dass die Liebe die Kraft dazu gibt, trotz aller Widerstände, Verluste, Ablehnung oder Trennung nie die Hoffnung zu verlieren. Sie selbst verlor als Vierjährige ihre Mutter durch einen tragischen Unfall. Ich staune, wie sie ihr junges Leben damals gemeistert hat und dass sie zu so viel Liebe fähig war, obwohl sie in ihrer ganzen Jugend so viele Entbehrungen erleben musste. Sie war fähig, mir so viel mütterliche Liebe zu schenken, dass ich mit einem so großen Lebensvertrauen aufwachsen konnte, um ein Fundament für ein stabiles Selbstwertgefühl aufzubauen. Wie war ich dankbar, so eine junge Mutter zu haben. Als ich mich ankündigte, war sie 18 Jahre alt und schon mitten im Berufsleben. Später wurde ich in der Schule lustigerweise öfter gefragt, ob sie meine Schwester sei.

Als Gott so spektakulär in mein Leben trat, gewann ER mein Herz schnell. Mit Seiner bedingungslosen, unermesslichen Liebe, die so gewaltig in mein Leben kam, wurde mir in einem Augenblick der Begegnung ein Glaube geschenkt, der jeden Mangel und Zweifel überwinden lässt. Seit diesem Moment fühlte ich mich überall zu Hause, denn ER war überall da. Ich war fassungslos, dass ich nichts für Gottes Liebe leisten muss und durch die Taufe ewiglich Sein Kind bin. Es braucht keinen Ort oder Land der Heimat mehr, denn meine Heimat ist der Himmel und er ist überall erfahrbar.

Gott war es auch, der Zeit meines Lebens dafür sorgte, dass ich Menschen fand und begegnete, die mir das Gefühl gaben, in Seiner liebenswerten, überschwänglichen Liebe zu Hause zu sein. Deshalb sind Menschen, die mich lieben, mein Zuhause und ich bete jeden Tag dafür, dass es umgekehrt auch so ist. Dafür bin ich auf der Welt. Ich glaube, ich bin dafür geschaffen, andere zu lieben und geliebt zu werden.

Wie unendlich dankbar bin ich, dass meine Gemeinschaft genauso ein Heimat-Ort geworden ist, wo man sich herzlich willkommen fühlt und großzügig geliebt wird. Nicht von ungefähr war das Erste, was wir anschafften, als wir die Gemeinschaft gründeten, ein großer Holztisch, der erweitert werden konnte.

Der Tisch ist unser Symbol für Gemeinschaft, Kommunikation und Kontakt, Gemeinsamkeit und Geselligkeit. Er ist jeden Tag der Mittelpunkt unserer Begegnung. Als wir unsere Gemeinschaft vor vielen Jahren in Pegnitz gründeten, sprach sich schnell herum, dass im Pfarrhaus neues Leben eingezogen war und Gäste willkommen waren. Das ehemalige Finanzamt bot viel Platz und die langen Gänge luden ein, einen sehr langen Tisch zu bilden, wenn wir 30 bis 40 Geburtstagsgäste oder Festivalgäste bewirteten und ich gewaltig aufkochte.

Ebenso in unserer Kirche. Nach dem zweiten Kinder-Abenteuerland, das wir einführten, hatten wir den Eindruck, dass die 400 Kinder und ihre Familien bei uns zu Hause waren. Wir initiierten nicht die spannenden Kindergottesdienste, um Kinder in die Kirche zu locken, sondern luden ein, lebensverändernde Gemeinschaft zu erfahren, kindgerechte Verkündigung und froh machende Begeisterung zu erleben, weil wir um den schönsten Tisch, den Altar, versammelt waren, an dem das tiefste und großartigste Mahl erfahren werden konnte. Dass ich beitragen konnte, das Modell in über 50 Gemeinden in Deutschland und der Schweiz einzuführen, ist das kleine, große Wunder, das Gott vollbracht hatte, denn die Kinder sind und waren meine größte Leidenschaft. »Lasst die Kinder zu mir kommen...«, trug Jesus uns auf, »... und hindert sie nicht daran«. Ich wollte keinesfalls Ärger mit IHM bekommen und durch eine langweilige und müde Verkündigung auch nur einem Kind Seiner Freundschaft im Weg stehen.

Immer wieder sind wir aufgebrochen und haben gemeinsam viele Länder bereist, um über den eigenen Kirchturm zu schauen. Wenn ich an diese Reisen denke, bin ich erfüllt von dankbarer Lebensfreude! Sie haben unseren Horizont erweitert. Wir lernten so viele außergewöhnliche Menschen kennen und natürlich die landestypischen Gerichte, für die ich mich immer brennend interessierte. Die Spezialitäten der Orte oder Länder auszuprobieren, macht ja gerade den Reiz der Reisen aus.

Neben dem Meer zog es uns im August immer auch nach Südtirol. Viele Jahre machten wir dort Urlaub, meistens vor den imposanten Berggipfeln. Ich konnte nicht ahnen, dass Gott mir durch eine Vortragseinladung meine allerbeste Freundin Maria und ihre bezaubernde Familie in Lana bei Meran schenken würde. Ihre Herzlichkeit und Gastfreundlichkeit ließ uns Südtirol noch mal neu kennenlernen, und da ihr lieber Mann Apfelbauer ist, wurde ich zu einer der interessiertesten Schülerinnen und lernte alles, was man über Äpfel und Apfelanbau lernen konnte. Ich hatte in Georg auch den besten Lehrer bekommen. Diese Freundschaft ist so tief und die Südtiroler

Küche atemberaubend. Vor allem hatte mich beeindruckt, dass dieses herrliche Land das einzige war, dass dem Herzen Jesu geweiht ist, und es wurde unser zweites Zuhause.

»Was der Bauer nicht kennt, isst er nicht«, höre ich auch heute noch immer wieder sagen. Natürlich sind wir geprägt und lieben das, was wir von Kindheit an kennengelernt haben. Im Übertragenen meint dieses alte Sprichwort ja, dass viele Menschen unbekannten Gerichten gegenüber skeptisch und verschlossen sind. Aber niemand hat ja gesagt, dass man ein skeptischer »Bauer« bleiben muss. Vielleicht lädt unser Kochbuch dazu ein, Neues auszuprobieren. Und ich kann Ihnen versprechen, alle unsere Speisen sind ein Geschmackserlebnis.

*Wo ich geliebt werde,*
*bin ich ZU HAUSE.*
*Wo man mich achtet,*
*spüre ich ZUHAUSE.*
*Wo es mir schmeckt,*
*genieße ich ZUHAUSE.*
*Worauf ich mich freue?*
*Auf das ewige ZUHAUSE.*

# Tajine und Streuselkuchen

## Prof. Dr. med. Jalid Sehouli

Wo ist meine Heimat? Wo ist Deine Heimat? Suche Deine Heimaten!

Die Koordinaten meiner Heimaten sind: Marokkanischer Minztee, Streuselkuchen, die marokkanische Harira-Suppe, Tajine mit Lamm, Ente mit Rotkohl und Knödel, Apfelkuchen, Bastilla, Rosinenbrötchen, Wassermelone und Bananen.

Heimat muss kein spezieller Ort sein, es ist eher ein Gefühlsraum, in dem man sich sicher und geborgen fühlt. Heimat ist für mich dort, wo mein Wesen und mein Charakter mit all den Tönen der verschiedenen Emotionen nicht als fremd empfunden wird und ich mit mir selbst in den Dialog gehen kann.

Ich bin überzeugt: Heimat muss nicht verortet sein, sie kann auch eine Bewegung sein, eine Bewegung zwischen unterschiedlichen Kulturen und Erfahrungen. Heimat ist dann ein Grenz(en)übergang. Heimat braucht vielleicht den Plural stärker als den Singular, ich liebe meine Heimaten. Für mich ist Heimat auch der Geschmack und der Geruch des Vertrauten.

Heimat liegt im Herzen, nicht im Verstand eines Menschen. In Marokko wird meine Seele berührt, meine Heimat ist wohl aber Deutschland. Heimat ist dort, wo man willkommen ist und keiner fragt, woher man komme und wann man dorthin zurückkehren wird.

Als meine Mutter und mein Vater als Analphabeten in den Sechzigerjahren nach Deutschland kamen und das, ohne auch nur ein deutsches Wort zu sprechen, packten sie nur das Wichtigste in ihre Koffer, da sie über den schwierigen Landweg von Afrika nach Europa reisten. Neben Kleidungsstücken nahmen sie auch eine Teekanne mit, ohne zu wissen, ob es in Deutschland überhaupt frischen Pfefferminztee geben würde, und ohne zu wissen, mit wem sie den Tee teilen würden.

Die Teekanne ist für mich heute ein Symbol der Haltung, Schönes und Bedeutsames zu teilen, und ein Symbol für eine Heimat, die man mitnehmen und verändern kann. So ist es auch mit den Speisen, mit denen man als Kind aufgewachsen ist und deren Wert und persönliche Wichtigkeit einem häufig erst im Alter bewusst wird.

Meine geliebte Mutter Zohra wurde von ihren Kolleginnen und Kollegen im Krankenhaus »Soraya« genannt. Sie erzählte uns von dem Essen im Koran und wusste, dass in allen Religionen der Welt das Essen und Trinken einen ganz besonderen Platz hat, da Dankbarkeit, Liebe und Demut die eigentlichen Zutaten des Kochens sind. Ich erinnere mich noch gut an einen Satz, den mir meine Mutter nach einem wunderbaren Mahl in unserer Wohnung in der Exerzierstraße 9, im Herzen des Berliner Arbeiterbezirks Wedding, beim Verabschieden schenkte: »Ernährung, mein Sohn, ist gelebte und geliebte Religiosität.«

Die Lieblingsspeise aller Marokkaner ist übrigens Harira (siehe Rezept am Ende des Kapitels). Traditionell wird Harira im muslimischen Fastenmonat Ramadan zusammen mit Datteln zum Fastenbrechen gegessen. Die Suppe schmeckt wunderbar und ist eine Belohnung für den Gaumen und den ganzen Körper. Die verschiedenen Zutaten besingen geradezu den Sonnenuntergang. Meist kann man vorerst keine weiteren Speisen essen, da die Suppe einen sehr schnell zufrieden und dankbar macht. Dankbarkeit und Zufriedenheit, das sind die Botschaften der Harira an die Menschen.

Es gibt tausendundeine Art der Zubereitungen für die Harira. Jeder vergleicht sie aber mit dem Rezept seiner Mutter. Auch ich akzeptierte lange Jahre nur die Harira-Art meiner Mutter. Die anderen Suppen waren mir stets zu dünn- oder dickflüssig, zu hell oder zu dunkel. Irgendwann verstand ich aber, dass es keinen Sinn ergibt, die Suppenzubereitungen miteinander zu vergleichen, die Suppe meiner Mutter lief ja außer Konkurrenz. Nachdem mir das bewusst wurde, schmeckten mir auch die Suppen anderer. Welch Gewinn für mich und die großartigen Köchinnen und Köche.

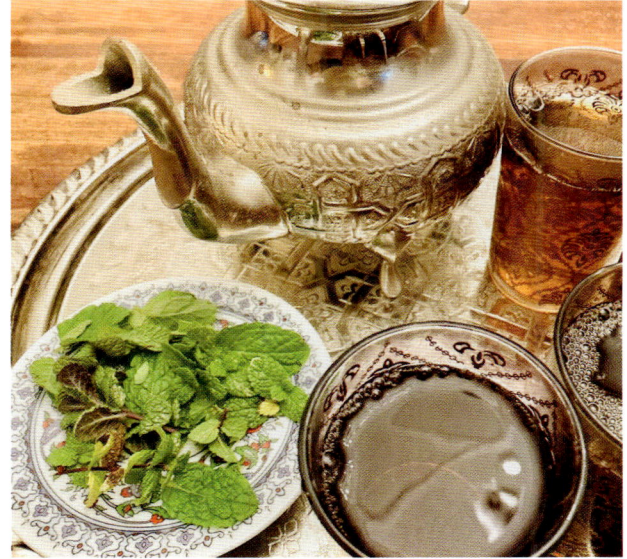

# Harira, marokkanische Suppe nach Jalid Sehouli

### FÜR 4 BIS 6 PERSONEN

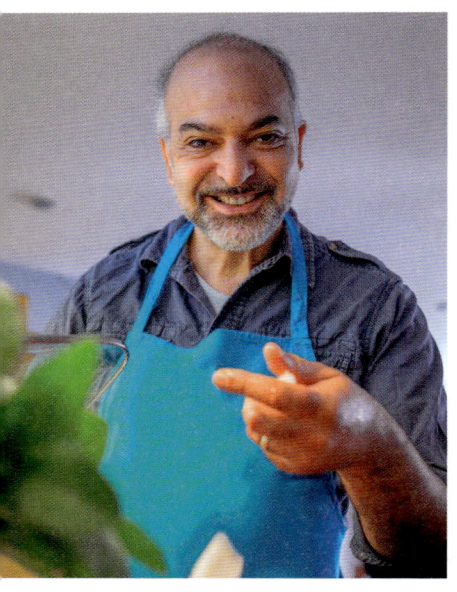

- 1/2 Bund frischer Koriander
- ½ Bund Petersilie
- 3 Hühnerkeulen (auch mit Lamm- oder Rindfleisch oder vegetarisch)
- 3 Zwiebeln (geschält, nicht geschnitten)
- ca. 200 g Kichererbsen, über Nacht eingeweicht, alternativ Kichererbsen aus dem Glas (Tipp: etwas Backpulver beigeben zum Weichmachen)
- passierte Tomaten aus der Dose (etwa 1 kg)
- 1/2 Selleriekopf (etwa 400 g)
- Stange Porree
- 4 Mohrrüben
- 50 g Basmatireis
- 50 g Fadennudeln
- 1 Ei
- 1/2 Tube Tomatenmark
- 1 EL Gewürzmischung aus 1/3 Kurkuma, 1/3 Ingwerpulver, 1/3 Pfeffer
- 1 EL Salz (optional)
- Safranfäden (5 Fäden)
- 1 EL Butter
- 1 Prise Liebe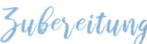

## Zubereitung

1. Das Gemüse waschen, putzen und grob klein schneiden.
2. Kichererbsen, Sellerie, Porree, Mohrrüben, Koriander, Petersilie, und die ganze Zwiebel mit den Hühnerbeinen mit ausreichend Wasser in einen großen Suppentopf geben.
3. 1½ EL Gewürzmischung aus Kurkuma, Ingwerpulver, frischem gemahlenen Pfeffer und Salz je nach Geschmack beigeben und alles zum Kochen bringen.
4. Bei mittlerer Hitze ca. 30 Minuten köcheln, bis die Hühnerbeinchen weich sind.

5. Hühnerkeulen herausnehmen, abkühlen, enthäuten und entbeinen (Haut und Knochen entsorgen), nur das Fleisch in kleinere Teile zerkleinern und beiseitestellen.
6. Nun für weitere 30 Minuten den Gemüsetopf weiterköcheln, bis die Kichererbsen weich und durch sind. Bei Kichererbsen aus der Dose verkürzt sich die Garzeit.
7. Die Gemüseteile und die Zwiebeln aus dem Topf herausschöpfen und in eine Schüssel geben und mit einem Mixer verrühren, bis alles in eine Flüssigkeit übergegangen ist. Dann die flüssige Masse wieder in den Topf geben.
8. Das Hühnerfleisch und die Tomaten beigeben.
9. Vorher das Tomatenmark in einer kleinen Pfanne mit etwas Öl etwa 3 Minuten anbraten, damit die Säure »verschwitzt« und vom Mark befreit wird, und dazugeben.
10. Heißes Wasser dazugeben.
11. Den Basmatireis und etwa 10 Minuten später etwa genauso viel Fadennudeln hinzugeben. 1 EL Butter und das Ei beigeben.
12. In schönen Suppenschalen servieren.

**TIPP:** Wer mag, kann das Gericht mit ein paar Tropfen Zitronensaft verfeinern. Am besten schmeckt die Suppe, wenn man sie mit frischen Datteln genießt.

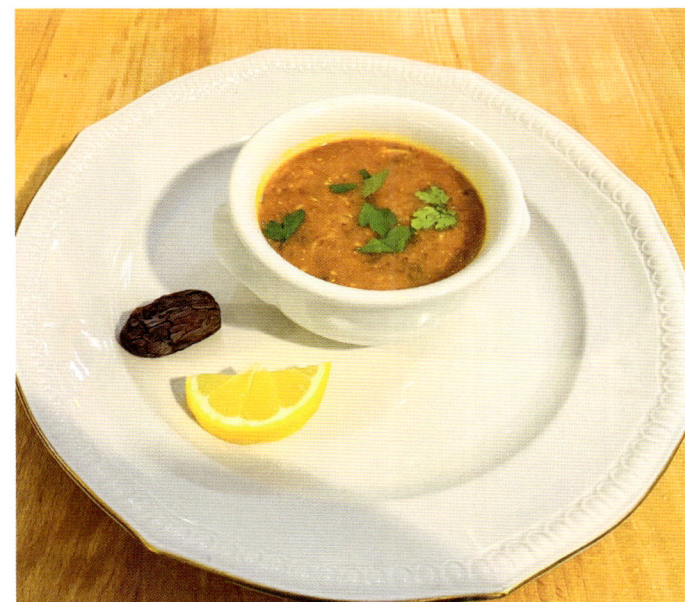

# Nar Nar (marokkanischer Pfefferminztee)

FÜR 6 PERSONEN

- 2 bis 3 TL grüner Tee
- 1 Bund Pfefferminze
- 500 ml Wasser
- Zucker nach Belieben

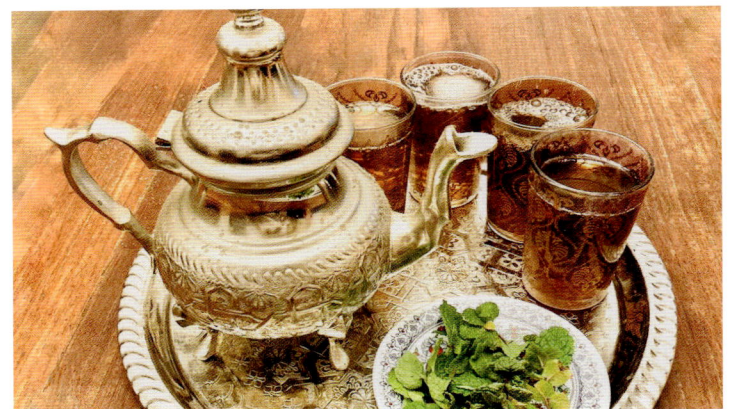

## Zubereitung

1. Etwa 2 Teelöffel grünen Tee in eine Kanne geben, mit wenig heißem Wasser übergießen und direkt wieder abgießen.
2. Den Bund aus frischen Pfefferminzblättern in die Kanne einlegen, normalerweise mit 2 bis 6 Esslöffeln Zucker. Der Tee kann aber auch ohne Zucker zubereitet werden.
3. Kanne mit kochendem Wasser auffüllen.
4. Die Teekanne auf die Herdplatte stellen und bei kleiner Flamme köcheln lassen.
5. Zum Verfeinern können eine Prise Safran, Orangenblüten oder ein paar Tropfen Rosenwasser hinzugegeben werden.

**Tipp von Professor Jalid Sehouli:** Im Winter geben die Marokkaner zusätzlich etwas Wermutkraut *(Shiba)* in die Kanne. Bei den frischen Pfefferminzblättern darauf achten, dass es sich wirklich um marokkanische Minze handelt. Es gibt mehr als 30 Arten und wohl über 400 Sorten verschiedener Minze, die sich im Geschmack unterscheiden. Mir schmeckt die marokkanische Nana-Minze, auch als *Nar Nar* bezeichnet, am allerbesten.

# Eingelegtes Gemüse kroatischer Art

**FÜR 4 PERSONEN**

- 1 Aubergine
- 1 Zucchini
- 4 bis 6 rote (Spitz)-Paprika
- 1 bis 2 Knoblauchzehen

- Olivenöl
- Mehl
- 1 Prise Liebe

**Marinade für Aubergine und Zucchini:**

- 1 Bund Basilikum oder frische Petersilie
- 1 Knoblauchzehe
- 50 ml Olivenöl
- 2 EL Rot- oder Weißweinessig
- 1 Tl Salz

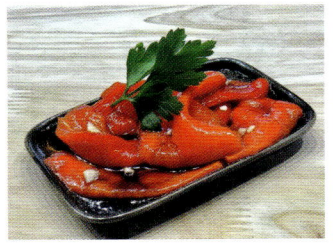

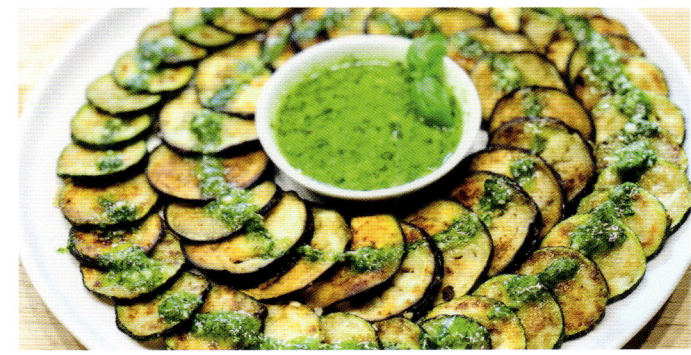

## Zubereitung

1. Auberginen und Zucchini waschen, putzen und in 1,5 cm dünne Scheiben schneiden.
2. 4 EL Olivenöl in einer Pfanne erhitzen und Auberginenscheiben portionsweise darin von beiden Seiten jeweils 2 bis 3 Minuten goldbraun braten, herausnehmen und auf Küchenpapier abtropfen lassen.
3. Ebenso mit der Zucchini verfahren.
4. Das Gemüse anrichten und mit der Marinade übergießen.
5. Spitzpaprika auf einem Backblech bei 180° 45 Minuten backen. Nach der Hälfte der Backzeit einmal drehen.
6. Mit feuchtem Tuch abdecken und etwas abkühlen lassen. Dann lässt sich die Haut der Paprika leichter schälen.
7. Anschließend längs in Scheiben schneiden, dabei den Saft der Paprika beim Aufschneiden auffangen und mit dem kleingeschnittenen Knoblauch, Olivenöl und Balsamicoessig vermischen und am besten über Nacht im Kühlschrank abgedeckt marinieren.

# Südtiroler Apfelstrudel

**Teig:**
- 250 g Weizenmehl 00
- 250 g Butter
- 250 g Topfen
- 5 g Salz

**Apfelmasse**
- 2 kg Äpfel
- 20 g Zimt
- 100 g Rosinen (gewaschen)
- 50 g Pinienkerne
- 50 ml Rum (1 Schuss)
- 1 Zitronenabrieb einer Bio Zitrone
- 1 Eigelb
- 1 Prise Liebe

**TIPP:** Die Apfelmasse erst zubereiten, wenn der Teig fertig geruht hat, damit sich nicht zu viel Saft bilden kann. Mehl 00 wird in Deutschland auch als Pizzamehl bezeichnet. Auf Zucker kann hier ganz verzichtet werden. Schmeckt dennoch himmlisch.

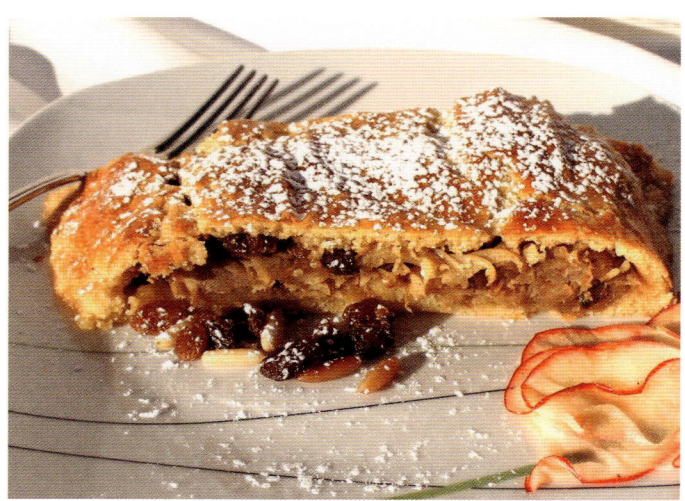

## Zubereitung

1. Das Mehl, kleine Stücke kalt geschnittener Butter, den Topfen und das Salz zu einem geschmeidigen Teig kneten und eine Stunde lang im Kühlschrank ruhen lassen.
2. Die Äpfel waschen, in dünne Scheiben raspeln und mit den anderen Zutaten mischen.
3. Den Teig aus dem Kühlschrank nehmen und dünn ausrollen und die Mitte mit der Apfelmasse belegen, rechts und links den Teig darüber schlagen, rundum festdrücken und auf das Backblech legen.
4. Mit Eigelb bestreichen und in das vorgewärmte Backrohr geben und bei 190° 40 Minuten backen.
5. Lauwarm mit Staubzucker (nach Belieben) bestreuen und mit Schlagsahne servieren.

# Freundschaft

## *Meine Freunde sind deine Freunde*

### Schwester Teresa

Für mich gibt es nichts Schöneres, als mit Freunden zu feiern und zu essen. Ein Leben ohne Freundschaft kann ich mir gar nicht vorstellen. Sie ist ein so kostbares Geschenk. Kein Wunder, dass Gott uns bei der Gründung unserer Kommunität als erstes Ziel gab, alles zu tun, was Gemeinde aufbaute, und als zweites »Freundschaft mit den Menschen zu leben« aufgetragen hat.

Jemand hatte mal zu mir gesagt: »Die Besten finden sich«, darüber musste ich oft schmunzeln. In meinem turbulenten Leben und an vielen Einsatzorten gab es so viele Begegnungen, und ich sammle die daraus entstehenden Freundschaften wie einen bunten Blumenstrauß. Ich führe meine Freunde zusammen und lasse sie einander kennenlernen. Mit ihnen habe ich Zeit verbracht und gemeinsame Erlebnisse gehabt. Ich bin dankbar, dass ich sehr viele echte Freunde habe, die diesen Namen verdienen. Man hat mir aber auch schon öfter gesagt, dass ich es niemandem schwer mache, mich gernzuhaben. Oft ist es »Liebe durch das erste Gespräch«. Ich versuche immer, eine kommunikative Freundschaft zu leben, indem ich die Menschen mit in meine Freundschaften hineinnehme und nicht geschlossene Beziehungen lebe und damit andere ausschließe. »Mein Haus ist dein Haus«, hat mich Pfarrer Franz, mein treuer Begleiter, Bodyguard und der beste Freund an meiner Seite, gelehrt, als wir 1994 unsere Gemeinschaft mit ihm und meiner wundervollen Gefährtin und Mitschwester Claudia in seinem Pfarrhaus gründeten. »Meine Freunde sind deine Freunde«, lehrte ich sie. So ist es bis heute geblieben. Uns gibt es immer im Paket.

Ich bin durch und durch verliebt in die Menschen und für mich ist jeder Mensch ein Wunder Gottes, das es zu ehren, achten, hochzuschätzen und zu beschützen gilt. Wie es Antoine de Saint-Exupéry so eindrucksvoll in seiner Erzählung »Der kleine Prinz« ausgedrückt hat: »Du bist zeitlebens für das verantwortlich, was du dir vertraut gemacht hast.«

In den schlimmsten Zeiten meines Lebens konnte ich mich immer auf meine wundervollen Freunde verlassen und seit meiner Erkrankung fühlen sich noch mehr Menschen auf meinen verschiedenen Facebook- und Instagram-Community-Seiten inniger denn je mit mir verbunden. Die meisten haben mich schon mal persönlich in einem Vortrag erlebt oder kennen mich durch meine unzähligen Bücher, meine App, die täglichen Postings oder Videos oder durch meine TV-Auftritte. Natürlich auch durch die Musicals, Kindergottesdienste und Gemeindearbeit. So kam es auch, dass ich in meiner Biografie mit dem Titel »Na toll, lieber Gott. Mein verrücktes Leben«, die inzwischen ein Longseller ist und immer wieder erweitert wird, über 400 Namen am Ende verewigt habe, die ich zu besonderen Freunden meines Lebens zähle.

Aber eine allerbeste Freundin oder Freund habe ich dennoch, meine Marial aus Südtirol. Meine besten Freunde sind gute, großartige Menschen, die mich immer lieben, bedingungslos, auch wenn sie um die großen und kleinen Schwächen und Fehler wissen. Sie sagen mir ehrlich die Wahrheit. Ihre Zuneigung ist grenzenlos und ihr Vertrauen und ihre Sympathie zeichnen sie aus. Ich kann mich bei ihnen fallen lassen. Sie bleiben da, treu, auch wenn alles Innere oder Äußere zerbricht. Sie sind offen und ehrlich und es ist eine faszinierende Anziehungskraft, die ausgetauscht wird, weil Ehrlichkeit Vertrauen heranzieht, die dann durch gemeinsame schöne Erfahrungen und Erinnerungen wächst. Und es ist herrlich zu erleben: Auch wenn man länger räumlich und zeitlich getrennt war, die Liebe zueinander endet nicht.

Dennoch gilt: Je mehr Zeit man in eine Beziehung investiert, desto tiefer wird sie. Laut einer Studie mit gut 350 Teilnehmern müssen Menschen mindestens 140 Stunden zusammen verbringen, um sich als »gute Freunde« zu empfinden, »beste Freundschaften« brauchen mindestens 300 Stunden. Je mehr Zeit wir also mit unseren Freunden beim gemeinsamen Spazierengehen, Kaffeetrinken, Musizieren und Singen oder natürlich Feiern und Essen verbringen, desto inniger wird die Freundschaft. Für andere etwas Schönes vorzubereiten, macht mich unbeschreiblich glücklich und weckt in mir unbändige Lebensfreude. Oft bewundern meine Lieben meine Ausdauer in der Küche und nicht selten heißt es: »Was du dir für eine Arbeit machst!«, wenn ich raffinierte Gerichte zubereite. Dann schmunzele ich, denn als Arbeit empfinde ich das nie. Ich tüftle gerne, kreiere, entfalte mich, male ein Bild auf den Teller. Das Auge isst bekanntlich mit oder wie schon Aristoteles meinte: »Freude an der Arbeit lässt das Werk trefflich geraten.«

Vielleicht ist auch das Kochen für mich inzwischen nicht nur ein Hobby, sondern auch eine Berufung. Sich mit dem zu identifizieren, was man gerne macht, erfüllt mich. Es ist Lust am Leben. Ich bin gut darin, weil es mir etwas bedeutet. Es hat einen tiefen Wert, weil es schließlich Gottes Gaben sind, und in allem sind Seine Gene verborgen. Eben Lebenslust an Seiner Schöpfung. »Beten heißt ganz bei der Sache sein«, meint meine Namenspatronin, die Heilige Teresa von Ávila. Deshalb ist Kochen für mich ein Liebes-Gebet. Und ich merke mir sehr wohl, welche Vorlieben meine Freunde haben, und überrasche sie damit.

Während meiner Erkrankung spürte ich, wie schnell mich das Kochen nun anstrengte und ermüdete. Aber es war auch ein Training. Die größte Herausforderung und Freude bereitete mir meine Gynäkologin Dr. Doris und inzwischen liebe Freundin nach meiner Chemo und Bestrahlung. Sie war es, die bei der ersten Untersuchung festgestellt hatte, dass etwas nicht stimmte, womit der Marathon der Krebserkrankung begann. Sie war großartig und besuchte mich, neben meinem Hausarzt, regelmäßig und impfte mich sogar zu Hause gegen das Coronavirus. Nach jeder Begegnung wuchs die Freundschaft.

Als sie mich kurz vor meiner Reha fragte, ob ich für ihre Sommerparty ihr Buffet bereichern würde, dachte ich erst, sie nimmt mich auf den Arm. Aber sie meinte es ernst. Was für eine Herausforderung und ein Vergnügen! Sie traute es mir zu, nachdem sie viele Fotos und Kostproben bekam. Ich war überwältigt.

Nicht nur die Freude am Vorbereiten erfüllte mich. Es war auch großartig zu spüren, dass ich wieder fähig war, mich körperlich anzustrengen. Und alle im Haus unterstützten mich bei meinem freundschaftlichen Catering für sie. Meine liebe Freundin hatte mich mit ihrem Wunsch mehr beschenkt, als ich es ihr mit allen Köstlichkeiten hätte zurückgeben können: das Vertrauen in mich selbst, wieder etwas leisten zu können. Und ich legte meine ganze Liebe hinein.

Aber die größte, die tiefste, die am glücklichsten machende Freundschaft habe ich in meinem Gott gefunden. Das heißt, ER hat mich gefunden. Einen besseren Weggefährten könnte ich nicht haben. Ein Leben mit Ihm ist ein Leben in Beziehung, denn ER möchte in jeder Minute bei Seinen Geschöpfen und Kindern sein. ER hat uns geschaffen, dass wir uns an Ihm freuen können. Nie habe ich Seine Nähe und Freundschaft mehr gespürt als während der schlimmsten Momente meiner Krebserkrankung.

Nicht immer konnte ich Seine Liebe unmittelbar fühlen. Aber die Tränen, zärtlichen Umarmungen, die Gänsehaut, liebevollen Worte und Gesten, das sanfte, geduldige Tragen von Ärzten, Schwestern, Freunden und meinen Liebsten haben mich Seine Liebe spüren lassen. Gott schmuggelt sich jeden Tag mit hinein, um uns zu beweisen, dass wir nicht alleine sind. Jesus hat Freunde gesucht und ER hat gesagt, dass es keine größere Liebe gibt, als sein Leben für seine Freunde hinzugeben. Wir können es Ihm jeden Tag nachmachen, indem wir unsere Liebe mit unseren Freunden teilen.

Meine Freunde sind deine Freunde

*Lehre mich, Gott, meine Zeit zu verschenken
und für meine Freunde da zu sein.*

*Lass mich hören, was sie sagen,
auch wenn sie schweigen.*

*Mach mich achtsam für das, was sie brauchen,
mein Lachen oder meine Ermutigung.*

*Lass sie mich feiern und großzügig sein,
sie wurden mir als Zeichen Deiner Nähe geschenkt.*

# Warum Freunde so wichtig für die Gesundheit sind

## Prof. Dr. Jalid Sehouli

Neuere Studien zeigen, dass die Prognose von Krebspatientinnen und -patienten unabhängig von dem Tumorstadium und dem Gewebetyp auch davon beeinflusst wird, wie das soziale Umfeld ist. Dazu gehören die Partner, aber auch die Familie und Freunde.

Das soziale Umfeld ist eine bisher in der Medizin zu wenig beachtete Ressource. Wissenschaftlich ist der günstige Einfluss auf die Prognose nicht geklärt. Vielleicht sind es die sogenannten neuroimmunologischen Prozesse, da die Psyche auch mit dem Immunsystem über direkte und indirekte Mechanismen verbunden ist. Vielleicht liegt es aber auch daran, dass das soziale Umfeld auf den Betroffenen besser aufpasst und unterstützt.

Egal, woran es liegt, die Unterstützung durch Freunde ist großartig und sollte ein Teil eines jeden medizinischen Konzeptes sein. Darum stimme ich auch dem im Libanon geborenen Dichter Khalil Gibran zu, wenn er sagt: »Denn in der Freundschaft werden alle Gedanken, alle Wünsche, alle Erwartungen ohne Worte geboren und geteilt, mit Freude, die keinen Beifall braucht.«

Was Leib und Seele brauchen

# Gemüse-Hackfleisch-Traum

### FÜR 4 BIS 6 PERSONEN

- 3 kleine Auberginen
- 6 mittelgroße Kartoffeln
- 3 mittelgroße Zucchini

### Hackbällchen
- 800 g Rinderhack
- 1 Zwiebel
- 2–3 EL Semmelbrösel
- 1/2 Bund glatte Petersilie
- 1 TL getrockneter Thymian
- 1 1/2 TL Majoran
- 1 1/2 TL gemahlenes Piment
- 1 1/2 TL gem. Kreuzkümmel
- 1 Ei
- Salz & Pfeffer nach Belieben
- 1 1/2 TL getrocknete Chiliflocken od.
- Pul Biber (türkische Paprikaflocken)
- Auflaufform, große Pfanne oder Tepsi
- 1 Prise Liebe

### Soße
- 2 EL Tomatenmark
- 2 EL scharfes Paprikamark od. z. B. Acı Biber Salçası
- 300 ml heißes Wasser
- 2 bis 3 Knoblauchzehen

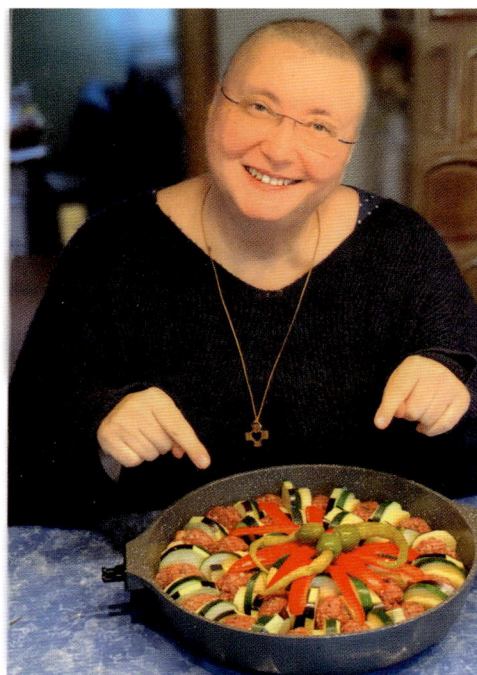

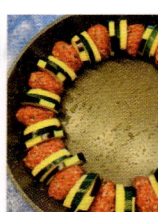

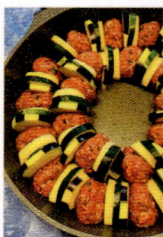

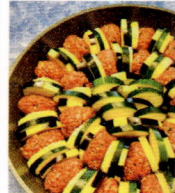

## Zubereitung

1. Zwiebel in Würfel schneiden. Petersilie von den Stielen abzupfen und mit dem trockenen Weißbrot im Mixer pürieren.
2. Alles mit den Gewürzen vermischen und mit dem Hackfleisch und Ei durchkneten.
3. Abgedeckt im Kühlschrank kühlen.
4. Auberginen und Zucchini waschen, trocken tupfen und mit der Schneidemaschine oder einem Gemüsehobel in gleich dicke Stücke schneiden. Zuvor von der Haut der Aubergine längs ein paar Streifen herunterschälen, damit sie schneller gart. Kartoffeln schälen und in gleich dicke Scheiben schneiden wie das Gemüse.
5. Den Backofen auf 200° Ober-/Unterhitze vorheizen. Hackbällchen formen und die Tepsipfanne mit Olivenöl auspinseln.
6. Nun abwechselnd das Gemüse und die Hackbällchen in die Tepsiform schlichten.
7. Das Gemüse mit Salz und Pfeffer und den Paprikaflocken würzen, mit Olivenöl beträufeln, und mit Alufolie abgedeckt 60 Minuten auf der mittleren Schiene im Ofen backen.
8. Für die Soße das Tomaten- und Paprikamark mit dem heißen Wasser verrühren. Knoblauch schälen und in die Soße pressen. Mit Salz und Pfeffer abschmecken.
9. Die Tepsiform aus dem Ofen holen und überprüfen, ob das Gemüse weich ist. Die Soße über das Gemüse geben und weitere 15 Minuten ohne Pergamentpapier weiterbacken.
10. Anschließend heiß servieren und genießen.

**TIPP:** Tepsiformen haben dünnere Wände und leiten die Wärme besser. Es gibt sie sehr preiswert in türkischen Lebensmittelläden in verschiedenen Größen. Das gilt auch für die Gewürze Pul Biber und Aci Biber Salcasi. Man kann natürlich auch andere Auflaufformen verwenden, muss dann aber ca. 15 bis 20 Minuten bei der Garzeit dazurechnen. Zu große Gemüseteile kann man kleiner schneiden, um sie in die Lücken zu füllen. Das Gemüse nicht zu dicht schichten, damit die Soße sich überall verteilen kann. Es lohnt sich, das Gericht öfters zu genießen.

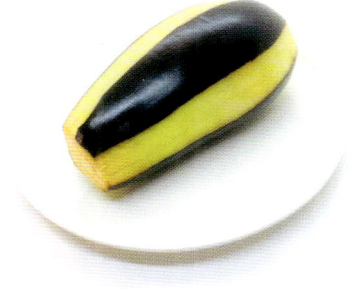

# Ente mit Kartoffel, Rotkohl und Kaktusfeige

## FÜR 4 PERSONEN

- 1 frische Ente, ca. 2 bis 3 kg
- 2 Äpfel,
- 1 bis 2 Kaktusfeigen,
- 1 Orange
- ½ Teelöffel Kardamom, gemahlen
- Salz und Pfeffer
- 1 Knoblauchzehe
- ½ Teelöffel Zimt, gemahlen
- ½ Teelöffel Nelke, gemahlen
- frischer Ingwer
- Bündel Koriander oder Petersilie und Rosmarin
- Rotkohl
- rote Beete
- 1 Prise Liebe ❤

### Zubereitung

1. Äpfel schälen und mit den Kaktusfeigen, einer Orange, zwei bis drei Scheiben frischem Ingwer und ein bis zwei Knoblauchzehen in den Bauch der Ente geben.
2. Salz, Pfeffer, Kardamom, Zimt und Nelken mischen und etwas Rapsöl beimengen und als Paste in die Ente einmassieren
3. Die Ente mit der Brust nach unten in den Backofen geben und bei etwa 180 °C, wenn möglich, mit Heißluft, für etwa 2 bis 3 Stunden braten lassen und nach etwa einer Stunde umdrehen. Zwischendurch immer wieder mit der Paste und dem Sud bestreichen.
4. Wenige Minuten vor dem Herausnehmen etwas Koriander und Rosmarin hinzugeben und zum letzten Mal begießen, dann die Temperatur ausschalten und für etwa 5 Minuten ruhen lassen.
5. Parallel den Rotkohl zubereiten, mit der Reibe etwa 1 bis 2 Äpfel und 1 bis 2 Zwiebeln und klein geschnittene rote Beete dem Rotkohl beimengen und bei kleiner Flamme langsam kochen lassen, später etwa 4 bis 5 Lorbeerblätter und 4 bis 5 Nelken dazugeben, dann die Kartoffeln oder Knödel auftischen.
6. Nun ist die orientalisch angehauchte Ente endlich servierfertig. *Bon Appétit!*

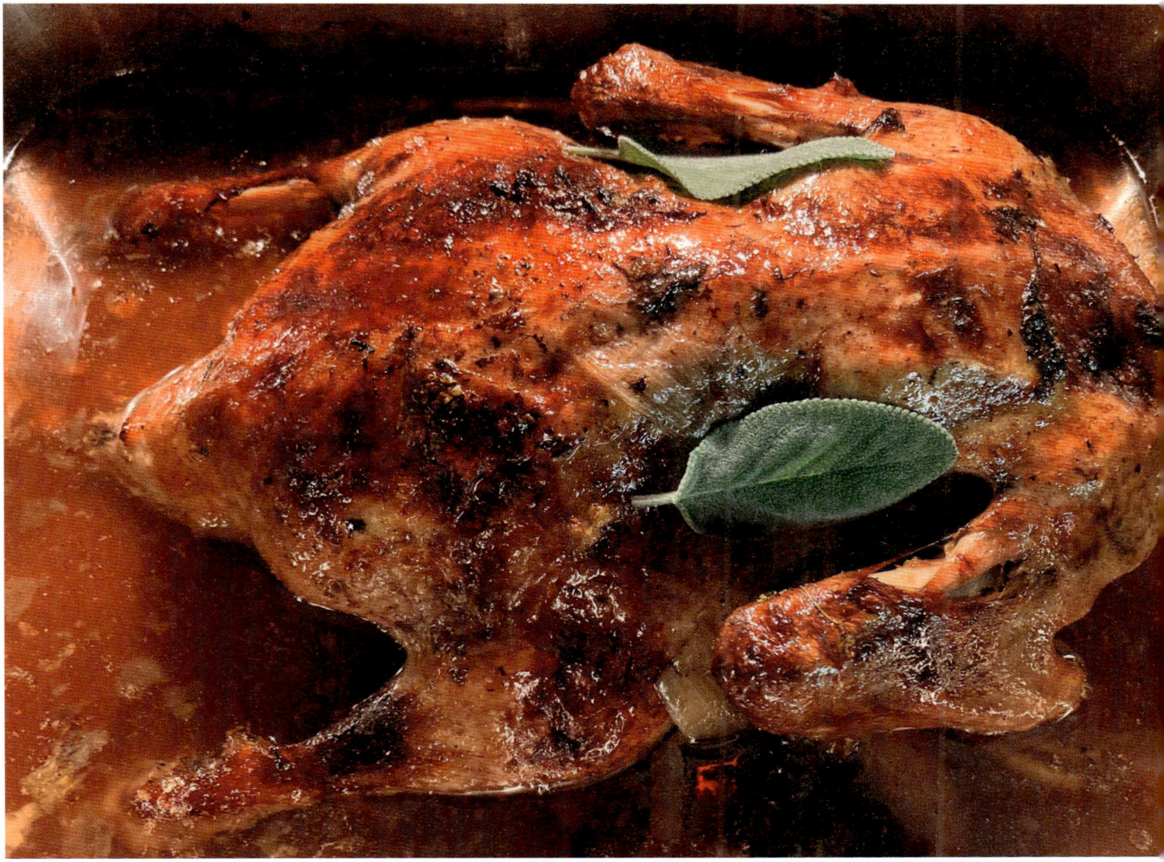

Freundschaft

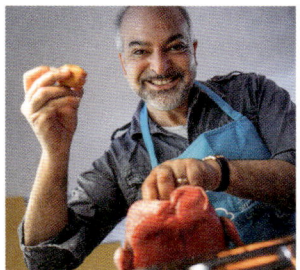 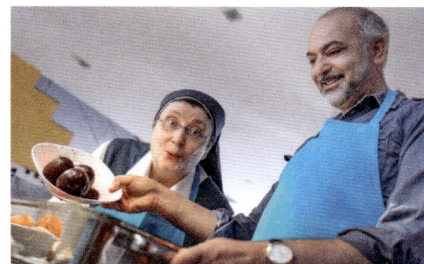 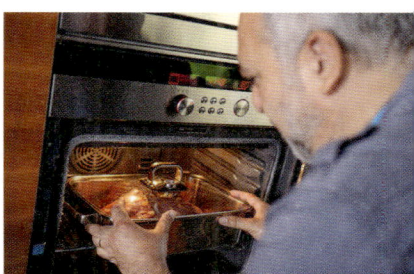

Warum Freunde so wichtig für die Gesundheit sind

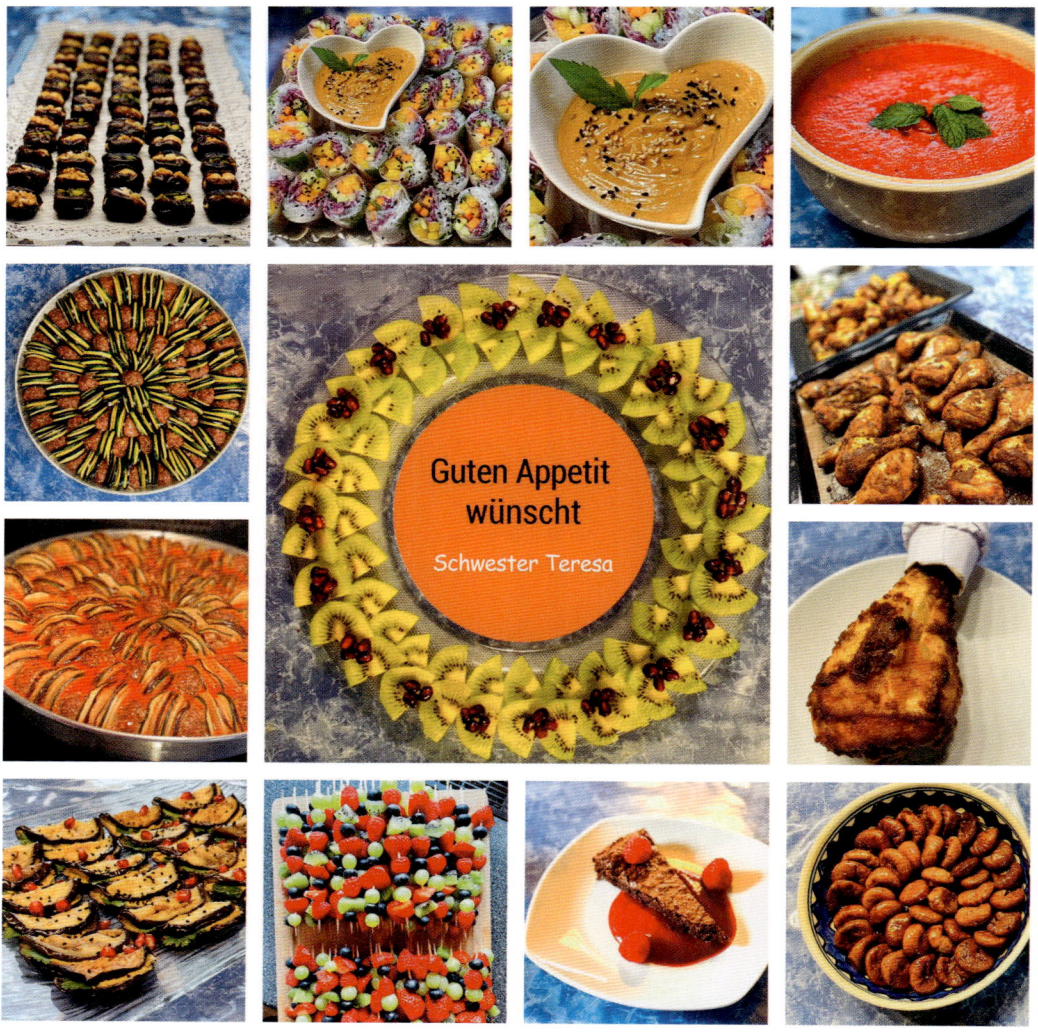

Meine Gerichte für die Sommerparty von Dr. Doris Ebert

# Überraschungen

## Überraschungen sind die Würze des Lebens

### Schwester Teresa

Ich bin ein Mensch, der Überraschungen liebt und furchtbar gerne andere überrascht. Da ist mir nichts zu schwer, zu anstrengend, zu weit oder zu teuer. Wenn ich eine Idee habe, dann findet sich auch ein Weg, sie umzusetzen. Meine Gemeinschaft weiß, was es heißt, wenn ich plötzlich in mich versunken bin und in die Ferne schaue. »Was hat sie wieder ausgeheckt?«, denken meine Lieben dann. Sie wissen aber auch, dass es immer etwas Schönes und Gutes ist.

Ich finde, dass Liebe immer ein wenig verrückt sein darf. Ich bin überzeugt davon, dass es ein Privileg der Verliebten ist, die zärtlichsten Worte, die mildesten Gedanken, die heroischsten Taten zu sagen, zu denken, zu tun. Und ich möchte nie aufhören, verliebt zu sein in Gott und die Menschen. Und darum gehören Überraschungen für mich dazu.

Schon als Kind war der Geburtstag meiner Mutter ein hochwillkommener Anlass, mir die verrücktesten Dinge einfallen zu lassen, um ihr eine Freude zu machen. Ich erinnere mich gerne, wie ich einmal ein 10-Meter-Transparent vor der Geschäftsstelle der Sparkasse ausrollte. Plötzlich tauchten an allen Fenstern die Angestellten auf und der Direktor wurde benachrichtigt. Man dachte, ich sei eine Demonstrantin. Aber als das Plakat ausgerollt war, schmunzelten alle, denn es stand nur drauf: »Mutti, ich liebe Dich. Happy Birthday. Deine Tochter«. Meine Mutter musste ja den ganzen Tag arbeiten und ich war abends im Training. Sie strahlte und erzählte mir, wie viele von meiner Überraschung gerührt waren.

Auch als Erwachsene dachte ich mir Überraschungen für meine Mutter aus. Einmal ließ ich einen Herzluftballon mit Gas füllen, der an einer fünf Meter langen Schnur befestigt war und den ich zu ihrem Fenster aufsteigen ließ. Der Wind trieb den Herzballon allerdings auf die befahrene Straße, also blockierte ich vorübergehend die Autofahrer, aber auch die lachten. Niemand hupte. Eine Ordensschwester, die mit einem Herzluftballon kämpfte, sieht man ja nicht alle Tage in Deutschland.

Eine besondere Überraschung überlegte ich mir zu ihrem 50. Geburtstag. Diesen besonderen Tag hatte ich zwei Jahre im Voraus geplant. Wie musste ich kämpfen, um mir das Wochenende freizuschaufeln. Ich ließ sie nur wissen, dass ich sie am Freitagnachmittag um 16 Uhr am Frankfurter Flughafen erwarten würde und was sie für einen Kurztrip im Koffer mitnehmen müsste: etwas Bequemes, etwas Schickes, etwas Elegantes. Bis wir zum Gate kamen, ahnte sie nicht, dass ich sie für ein Wochenende nach Paris entführen wollte. In diesem Jahr war mein erstes Buch »Die kleine Nonne« erschienen und zu meiner Freude ein Überraschungserfolg geworden. Von meinem ersten Honorar als Buchautorin hatte ich mir etwas ganz Besonderes für sie einfallen lassen. Schon als siebenjährige Turnerin war ich zum Wettkampf in Paris gewesen und als Sechzehnjährige durfte ich ganz alleine nach Paris reisen. Alles sponserte mir damals meine Mama, nicht nur meine Sportkarriere, sondern auch, dass ich die Museen besuchen konnte. Ich hatte stundenlang im Louvre gesessen und auf meinem Zeichenblock Skulpturen und manche Bilder abgemalt. Seitdem waren 25 Jahre vergangen. Nun saßen Mutter und Tochter zum ersten Mal gemeinsam in der Maschine in die französische Hauptstadt und meine geliebte Mama war gerührt. Sie ahnte ja nicht, was sie alles erwartete in diesem »all-inclusive«-Städtetrip mit Flug, Stadtrundfahrt, kleiner Shoppingtour, Eiffelturm und Louvre.

Die eigentliche Geburtstagsüberraschung sollte jedoch das geplante Abendessen werden: ein Abendessen im berühmten Restaurant im legendären *Hôtel Ritz* in Paris. Sie servierten dort aus Anlass des 100-jährigen Jubiläums das Originalmenü des berühmten Meisterkochs Georges Auguste Escoffier von 1898, an diesem Wochenende zu einem Sonderpreis. Es wurde zu einem der außergewöhnlichsten Abende unseres Lebens. Als am Ende unseres Menüs die Musiker, die an diesem Abend für Hintergrundmusik für die Gäste sorgten, mit Geige und Harfe an unseren Tisch kamen und *Happy Birthday* für Mama spielten und ein kleiner Kuchen mit brennender Kerze als Geschenk des Hauses serviert wurde, flossen dicke Kullertränen. »Ich durfte im Ritz in Paris essen. Jetzt kann ich sterben«, meinte sie überwältigt. Ich lachte. »Nee, Mama«, sagte ich, »jetzt mit 50 Jahren musst du endlich anfangen, dir etwas zu gönnen. Du hast es dir mehr als verdient.«

Das gemeinsame, einzigartige Paris-Wochenende bleibt unvergessen. Vor allem die gemeinsam erlebte Zeit. Sie ist unschätzbar.

Selbst während meiner Krebserkrankung versuchte ich Menschen zu überraschen. Bei meiner »Muttertagsanrufaktion« meldeten sich viele Töchter und Söhne, die mich baten, ihre »allerbeste Mama« als Überraschungsgeschenk anzurufen. Da ich alle Zeit der Welt in meinem Krankenbett hatte, rief ich von 8 Uhr früh bis zum Abend fast halbstündlich eine völlig überraschte Mutter an. Von Hamburg bis Bozen. Meine Güte, ich konnte ja nicht ahnen, wie viel Freude ich mit einem kleinen Anruf machen konnte! Viele weinten vor Rührung.

An schweren oder harten Tagen können positive Überraschungsmomente einen Höhepunkt im Alltagstrott bedeuten und den Tag enorm aufwerten. Es sind die unerwarteten kleinen, feinen Zeichen der Liebe, die sich in Aufmerksamkeit und Zuneigung ausdrücken. Es muss nicht immer ein Menü oder ein riesiges Plakat sein. Etwas können wir immer geben, das völlig kostenlos ist und am Ende doch unbezahlbar bleibt: Wir können alles, was wir tun, mit Liebe tun.

*Überraschungen
haben mein Leben
reich gemacht.*

*Der Tropfen, der Funke, die Prise
Liebe, die Gott mir
in jeder Begegnung
und jedem Ereignis
geschenkt hat.*

*Und solange ich noch lebe,
möchte ich andere überraschen,
mit aller Liebe,
zu der ich nur fähig bin.*

# Ein Welttheater der Geschmäcker

## Prof. Dr. med. Jalid Sehouli

Was wäre die Welt der Küche ohne die Welt der unterschiedlichsten Kulturen? Sie wäre grau statt rot, gelb und grün. Erst das Aufeinandertreffen der Gewürze und Kräuter macht die Einzigartigkeit jeder Speise erst möglich. Nahezu jede Speise wäre ohne den Einfluss der anderen Kulturen fade, langweilig, stupide und monoton. Was wäre das italienische Essen ohne Oregano und Rosmarin, die französische Küche ohne Estragon?

Basilikum, Kardamom, Pfeffer und Zimt stammen aus Asien, Sesam und die Minze aus Afrika, Vanille, Chili und Paprika aus Amerika. Was für ein Geschmack, wenn die richtigen Gewürze aufeinandertreffen. Probieren Sie mal die marokkanische Gewürzmischung Ras el Hanout aus Kurkuma, Piment, Nelken, Pfeffer, Zimt, Kardamom, Chili, Muskat, Ingwer und Lorbeer.

Meine schönste kulinarische Überraschung war ein sonderbares Gericht vom Starkoch Wahabi Nouri in seinem Restaurant »Piment« im Herzen von Eppendorf in Hamburg. Nouri stammt aus Casablanca und Gerichte mit marokkanischen Akzenten sind seine Spezialität. Sein Restaurant ist nicht groß, aber ein Besuch unvergesslich. Ich bestellte eine Bastilla mit Ente, die als *Pastilla Praline mit Ente* in der edlen Menükarte angekündigt wurde.

Die Bastilla, die gewöhnlich in Form einer großen, runden Torte zubereitet wurde, hatte Wahabi Nouri in eine kleine Rolle verwandelt, der eine klassische Bauernentenkeule mit frischem Rotkohl mit Lorbeerblättern und Nelken beigelegt war. Dieses Zusammenspiel war einfach nur wunderbar. Meine Zunge tanzte regelrecht von Biss zu Biss und ich versuchte so langsam wie nur möglich zu kauen, denn ich wollte dieses lukullische Abenteuer nicht beendet sehen.

Die Zutaten spielten in meinem Mund ein Welttheater. Alle Kulturen und Küchen schienen gleichzeitig zu singen und zu tanzen. In diesem Theater gab es keine Nebenrollen, nur Hauptrollen – das war die Botschaft dieses herrlichen Menüs.

Überraschungen

# Tom Ka Suppe

## FÜR 4 PERSONEN

- 12 Garnelen oder 300 g Hühnerbrust
- 500 ml Hühnerbrühe oder Gemüsebrühe
- 1 Karotte (in Streifen geschnitten)
- 100 g Champignons in Scheiben geschnitten
- 1 Paprika in Streifen schneiden
- 8 Cherrytomaten halbiert
- 1 Schalotte in Scheiben geschnitten
- 2 Knoblauchzehen
- 1 TL frisch geriebenen Ingwer oder Galgantpulver
- 2 Kaffirlimettenblätter n.B.
- 1 Limette
- 1 Stange Zitronengras in Stücke geschnitten
- 2 EL Fischsoße
- 2 EL Sojasoße
- 200 ml Kokosnussmilch
- 1 rote Chilli
- frischer Koriander od. Petersilie
- 1 Prise Liebe

### Zubereitung

1. Garnelen putzen und entdarmen oder Hühnerbrust in Würfel schneiden.
2. Brühe mit Zitronengras aufkochen, Knoblauch, Zwiebeln, Galgant/Ingwer, Kaffirlimettenblätter, Limettensaft, Fischsoße, Sojasoße und Karotten hinzufügen und 10 Minuten köcheln lassen.
3. Pilze und Zucchini dazugeben und weitere 5 Minuten köcheln lassen. Bei niedriger Hitze die geschälten Garnelen, Tomaten und Kokosnussmilch dazugeben und je nach Geschmack mit Limettensaft und Chili abschmecken und 2 bis 3 Minuten ziehen lassen.
4. Mit frischem Koriander garnieren.

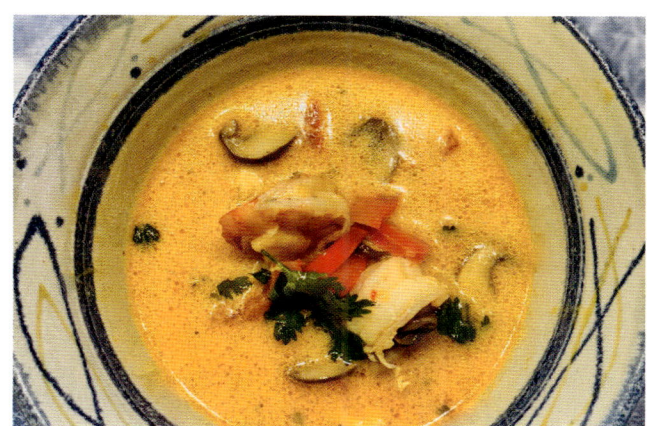

## Spinatsoufflé mit Couscous à la Charité

........................................................................

### FÜR 4 PERSONEN

........................................................................

### Spinatsoufflés

- 3 Eier
- 1 EL gehacktes Basilikum
- 100 g geriebener Käse
- 1 Prise Muskat
- 2 EL Paniermehl
- 1 Msp Backpulver
- 400 g Blattspinat tiefgekühlt
- Salz, Pfeffer, Öl
- 1 Prise Liebe ❤

### Orientalischer Gemüse-Couscous

- 160 g Couscous
- 160 ml Wasser
- 120 g Gemüsewürfel Zucchini, Karotte, Lauch
- 120 g Kichererbsen aus der Dose
- 20 g Mandelblätter
- 20 g Datteln gehackt
- Rapsöl, Salz, nach Belieben
- Kreuzkümmel, Zitronensaft nach Belieben

### Currysauce

- 40 ml Sahne
- 40 ml Kokosmilch
- 50 ml Maracujapüree
- 300 ml Gemüsebrühe
- 5 g Currypaste gelb
- Ras el Hanout, nach Belieben, Limettensaft, nach Belieben
- Salz, Speisestärke nach Belieben

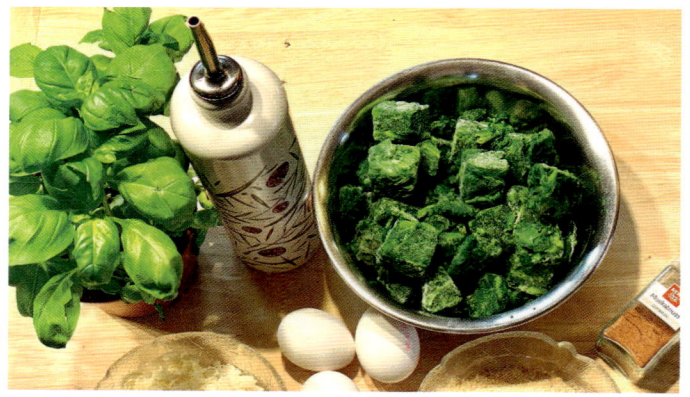
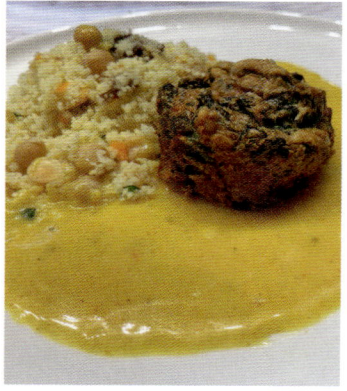

Überraschungen

## Zubereitung

1. Spinat in einen Topf geben und bei niedriger Temperatur erwärmen.
2. Eigelb, Basilikum, Muskat und Pfeffer in den Spinat einrühren, vom Herd nehmen und abkühlen lassen.
3. Eiweiß mit Salz steif schlagen und zusammen mit 60 g Käse unter die Spinatmasse heben.
4. Auflaufform/Muffinform ausfetten und mit Paniermehl ausstreuen.
5. Masse einfüllen und mit übrigem Käse bestreuen.
6. Im vorgeheizten Backofen bei 220° Ober-/Unterhitze etwa 25 Minuten backen und sofort servieren.
7. Den Couscous mit Salz und Kreuzkümmel vermischen und mit kochendem Wasser übergießen.
8. Einige Minuten quellen lassen und danach mit einer Gabel lockern.
9. Die Gemüsewürfel und die Kichererbsen kurz in kochendes Wasser geben, abschütten und unter den Couscous geben.
10. Die Mandelblätter kurz anrösten und mit den Datteln hinzugeben.
11. Abschließend mit Zitronensaft abschmecken.
12. Für die Currysauce alle Zutaten in einen Topf geben und etwas einkochen lassen.
13. Soße mit dem Ras el Hanout, Limettensaft und Salz abschmecken und mit der Speisestärke auf die gewünschte Konsistenz abbinden.

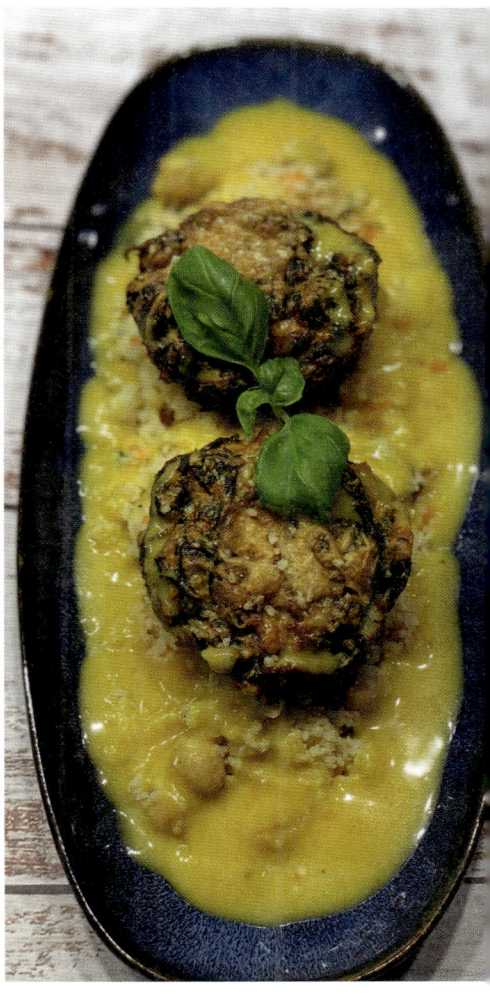

**DANK:** Wir bedanken uns bei den Köchinnen und Köchen der Charité für das wunderbare Rezept. Als ich es als Patientin in der Frauenklinik probieren durfte, war es für mich eine Geschmacksexplosion. Eine himmlische Überraschung.

## Chili con Aubergine

**FÜR 4 PERSONEN**

- 1 Zwiebel
- 2 Knoblauchzehen
- Olivenöl
- 200 g stückige Tomaten
- 150 g passierte Tomaten aus der Dose
- 2 Auberginen
- 125 g Kidneybohnen, abgetropft
- 1 Dose Mais, abgetropft
- 2 Zweige Thymian, frischen Koriander oder Petersilie
- Salz, Pfeffer
- Chili aus der Mühle oder Tabasco
- Zitronensaft
- 1 Prise Liebe

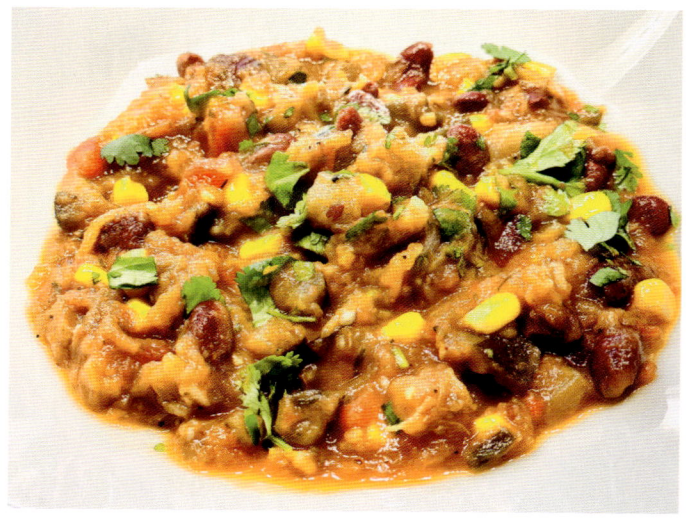

### Zubereitung

1. Zwiebel und Knoblauch fein würfeln. Aubergine in 1 cm-Würfel schneiden.
2. Bohnen und Mais aus der Dose abtropfen lassen.
3. Zwiebel und Knoblauch in Öl andünsten, Aubergine zugeben, weitere 5 Minuten mitdünsten.
4. Tomaten, Kidneybohnen, Mais und Thymian dazugeben und weiterköcheln, bis die Aubergine weich ist.
5. Mit Chili oder Tabasco und Zitrone abschmecken und mit Korianderblättern bestreuen.

Überraschungen

# Kabeljau mit Sellerieschuppen

## FÜR 4 PERSONEN

- 4 mal 100 g Kabeljaufilet ohne Haut
- 150 g Knollensellerie
- 1 Kartoffel
- 1 EL Butter
- 3 Stangen Staudensellerie
- 100 ml Milch
- 100 ml Wasser
- 100 ml Fischfond oder Gemüsebrühe
- Salz, Pfeffer
- 1 Prise Liebe

### Zubereitung

1. Kabeljaufilets waschen und trockentupfen.
2. Den Knollensellerie und die Kartoffel schälen, in kleine Stücke schneiden und mit der Milch und dem Wasser weich dünsten, abseihen und die Brühe auffangen. Mit dem Stabmixer fein pürieren und evtl. von der Brühe dazugeben und nach Belieben mit ein wenig Butter zu einer Farce verrühren. Mit Salz und Pfeffer abschmecken.
3. Die Stangen der Staudensellerie schälen und in dünne Scheiben schneiden und 1 bis 2 Minuten in kochendem Wasser blanchieren und kalt abschrecken.
4. Die Kabeljaufilets salzen, pfeffern, mit der Selleriefarce dünn bestreichen und mit den Selleriescheiben belegen.
5. Den Fisch in eine Auflaufform legen, mit Olivenöl beträufeln, Fischfond oder Brühe angießen und bei 140° 8 bis 10 Minuten garen.

**TIPP:** Ein wunderbares Fischgericht, mit so viel Liebe zubereitet, dass Himmel im Mund ist.

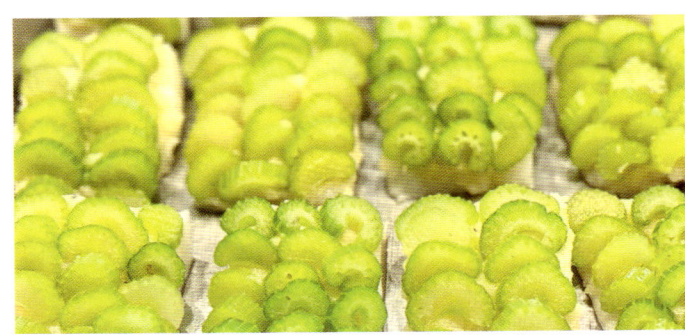

# Heilung und Heilsamkeit

## Heilung und Heilsamkeit für Leib und Seele

### Schwester Teresa

Als ich an Gebärmutterkrebs erkrankte und es öffentlich machte, sagte ich im Video: »Der Krebs wird nicht für mich die Nummer 1 im Leben sein, sondern die atemberaubende Liebe Gottes.« Warum mir dabei gleich durch den Kopf schoss, dass ich mich nicht über meine Krankheit definieren wollte, weiß ich bis heute nicht. Vielleicht weil ich am Anfang der ersten Untersuchungen erleben musste, nur eine Krebskranke mit »Nummer« zu sein. Ich wusste: Ich bin mehr als eine Nummer, denn jeder Mensch auf der Erde ist mehr als eine Diagnose oder eine Nummer. Gewöhnlich oder durchschnittlich ist niemand, kein Mensch auf dieser Welt, jeder ist ein einzigartiges Wunder. Ein Wunder Gottes. Und so ist keine einzige Krebsdiagnose »normal« und keine einzige Patientin eine Sache, sondern ein einzigartiger Mensch mit Würde.

Für mich stand fest: Ich wollte eine selbstbewusste, mündige Patientin sein. Eine Patientin, die alles über sich ergehen lässt und nichts hinterfragt, würde ich bestimmt nicht werden. Niemals. Mündige Kranke lehnen ab, sich als Opfer zu betrachten. Sie lesen und ergründen und werden zu Experten ihrer Krankheit und hinterfragen ihre Ärzte, weil sie ihre Therapie verstehen und daran teilhaben wollen. Sie wollen geschätzt und als Mensch gesehen werden und die Kontrolle haben, wie ihre Krankheit sich auch entwickeln mag. Die Diagnose Krebs wurde mir wie ein Todesurteil vermittelt, aber ich weigerte mich, an meiner Angst zu ersticken.

»Gott hat das letzte Wort«, pochte es in meinem Gehirn. Meine Erkrankung war nur ein weiteres Abenteuer in meinem Leben und wie meine liebe Freundin, Dr. Heidi Massinger-Biebl, mir am Anfang liebevoll erklärte: »Der Krebs ist nur ein dunkles Puzzleteil in deinem Leben, aber nicht das ganze Bild. Alle anderen Farben leuchten.« Ich habe in Dr. Jalid den für mich allerbesten Arzt bekommen. Für mich ist er außergewöhnlich und außergewöhnliche Ärzte verdienen manchmal außergewöhnliche Patientinnen. Ich bin außergewöhnlich, aber das ist vor Gott jeder.

Und solche einfühlsamen Ärztinnen und Ärzte, die ihr Bestes an Achtsamkeit und Einfühlungsvermögen geben, verdient jeder Kranke. Was viele Menschen nicht wissen: In Deutschland haben Patientinnen und Patienten grundsätzlich das Recht, sich einen Arzt oder eine Ärztin ihres Vertrauens auszusuchen. Niemand muss sich von Ärzten behandeln lassen, denen sie nicht vertrauen.

Bevor unser Arzt oder unsere Ärztin mit der Therapie beginnt, sollte er oder sie uns die helfende Hand hinhalten, um am Geländer des Vertrauens unsere erschütterte Seele von der Angst vor der Angst zu heilen. Vertrauen wächst durch Zuwendung und Respekt. Worte können heilen. Das gilt nicht nur für Ärzte. Das versuche ich auch zeitlebens als Seelsorgerin und Autorin: mit liebevollen und zärtlichen Worten eine Lebens-Kraft im anderen zu wecken, durch die Erfahrung von Angenommen- und Geliebtsein.

Worte können Balsam, Befreiung, Erlösung, Rettung und Trost sein. Aber Worte können immensen Schaden anrichten. Worte sind fähig, Menschen zu zerstören. Sie können andere ins Unglück oder eine Depression stürzen, sie können tief verletzen und krank machen. Sie können alle Lebensfreude nehmen und lähmen.

Ich musste als Patientin leider auch Ärztinnen, Schwestern und Anruferinnen von Behörden während meiner Erkrankung erleben, die mir jegliche Hoffnung auf Gesundung genommen hatten und grob und lieblos waren. Drei Tage, bevor meine offizielle Krankmeldung nach einem unendlich langen Jahr endete, bekam ich einen Anruf, ob ich mit meinem Palliativteam zufrieden sei, denn es würde ja mit mir »zu Ende gehen«. Meine Tränen und Gefühle dieses Tages kann ich kaum beschreiben. Es hatte wohl irgendeinen Fehler in der Datenbank gegeben und so war ich fälschlicherweise angerufen worden. Das könne mal passieren, hieß es. Was für ein Anruf! Jetzt, wo ich wieder gesund wurde! Ich könnte ein ganzes Buch füllen mit Erlebnissen und Aussagen von Betroffenen, die sich mir anvertraut haben, was unbedachte und herzlose Worte bei ihnen ausgelöst haben.

Dabei brauchen gerade Kranke herzallerliebste Menschen, die fähig sind, mit ihren Worten zu heilen. Fähig, das richtige Wort im richtigen Moment zu sagen. Wir brauchen eine Flut von heilsamen, zärtlichen, aufbauenden Worten, um anderen Mut zu machen. Sanfte, ermutigende, befreiende, froh machende, umarmende Worte, die Menschen wieder beflügeln.

Ein gutes Wort kann dir eine Nähe vermitteln, eine Be-Achtung schenken, die deinen Schmerz in einem einzigen Moment auslöschen kann. Manche Menschen können mit ihrem Sein heilen. Sie können deine Seele heilen, weil sie selber heil sind.

Ebenso Berührung. Jeder Mensch braucht Berührung, egal ob jung oder alt, krank oder gesund. Gerade wenn du deinen Körper nicht mehr kennst, lösen eine sanfte Umarmung, eine sanfte Massage oder Streicheln, ein Handauflegen oder ein Kuss unendliches Wohlbefinden aus. Wenn meine Mama meine Glatze küsste, war ich tief bewegt. Es tut gut, von einem lieben Menschen sanft berührt zu werden und sich selbst eine gute, wohlriechende Hautlotion zu gönnen und seinen Körper damit zu verwöhnen.

Eine ganz besondere Form der Berührung ist die Krankensalbung. Sie ist eine heilsame Begegnung mit Gott, ein Kranken- und Heilsakrament, und dieses Sakrament kann im Verlauf von Krankheiten mehrmals, auch vor Operationen, gespendet werden. Wenn du für dich eine Krankensalbung möchtest, kannst du dich an den Krankenhausseelsorger oder den Ortspfarrer wenden. Er wird ein Gebet sprechen, wenn du willst, die Beichte abnehmen, einen Text aus dem Evangelium vorlesen und dir dann schweigend die Hände auf den Kopf legen. Bevor er erneut ein Gebet und das Vaterunser spricht, wird er deine Stirn und deine Handinnenflächen mit Öl salben. Du wirst gesalbt mit dem Öl der Liebe, der zärtlichen Nähe unseres Heilands. Denn nur ER kann uns wirklich heilen. Weil ER am besten weiß, wo wir noch un-heil und verletzt sind.

Natürlich kann auch eine gesunde und köstliche Ernährung unendlich viel zu deiner Heilung beitragen. Köstliche Speisen in Gemeinschaft der Liebsten und Freunde erwärmen Herz und Seele. Dafür möchten wir mit unseren Gerichten in diesem Kochbuch beisteuern.

Oh, wie wünsche ich allen Leserinnen und Lesern diese heilsame Erfahrung in Worten, Berührungen, Zärtlichkeiten und Speisen.

*Heile mich, Gott,*
*an Leib und Seele.*

*Heile alle Wunden,*
*die Worte angerichtet haben.*

*Heile meine Erinnerungen,*
*die immer wieder Schmerzen auslösen.*

*Heile die wiederkehrenden Gedanken,*
*die selbst anklagen, zweifeln, Angst machen.*

*Sei Du selbst der heilsame Gedanke,*
*das heilsame Wort in mir.*

*Berühre Du mit heilendem Geist.*
*Lass mich Heilsames kosten und genesen.*
*Auf, dass ich ganz heil werde durch Dich.*

# Was ist Heilung?

## Prof. Dr. med. Jalid Sehouli

Unter Heilung versteht man im Allgemeinen, dass eine Krankheit langfristig und für immer überwunden ist und der Körper in seiner Gesundheit wieder völlig hergestellt ist. Ich bin mir nicht sicher, ob diese Beschreibung noch zeitgemäß ist, da Heilung immer erst in der Rückschau zu bewerten ist und viele Krankheiten auch nach vielen Jahren bzw. Jahrzehnten wieder auftreten können. Man spricht dann von Rezidiven. Außerdem können trotz eingetretener Heilung noch Beschwerden vorliegen, die aus der Erkrankung selbst, aber auch von der medizinischen Behandlung selbst herrühren können.

Natürlich sollte die Medizin ihre Maßnahmen auf die Heilung konzentrieren, aber vielleicht sollten wir alle, Mediziner und Patienten, auch von der Heilsamkeit sprechen und Dinge danach beurteilen, was sie zur Gesundung positiv beitragen können. Dazu zählen neben der Bewegung und unseren sozialen Kontakten natürlich auch das Essen und Trinken. Welche Speisen und Getränke sind für uns heilsam, welche eher nicht?

Doch nicht nur Speisen, auch Worte können heilsam sein: Sprich laut und lauter das Wort Heilsamkeit aus, allein der Klang löst vieles aus und kann Großes erwirken, versuche es!

Vor wenigen Tagen kam eine um die Mutter sehr besorgte Tochter in Begleitung ihres Ehemanns aus Essen zu mir. Die Mutter ist an Bauchfellkrebs erkrankt, die Ärzte sprachen sehr schnell von einer palliativen Situation, also davon, dass eine Heilung nicht mehr möglich sei und es jetzt um die Beherrschung von Symptomen ging. Die Patientin hatte jedoch keine Beschwerden und die Diagnose erfolgte als Zufallsbefund, da die Computertomografie wegen einer Hüftproblematik erfolgte. Ihre Tochter bat mich eindringlich mit bebender Stimme, dass ich ihre Mutter berate und nach weiteren Behandlungsmöglichkeiten suchen möge.

Also las ich die vielen Befunde: Ja, es war ernst, aber zum Glück lagen keine Organmetastasen vor, also keine Fernabsiedlungen in der Leber oder Lunge. »Ich möchte nicht, dass die Ärzte meine Mutter als palliativ einstufen. Wenn Sie sie sehen würden, würden Sie mich sofort verstehen«, sagte sie.

Ich erklärte ihr, dass das Wort »palliativ« in der Medizin einen großen und wichtigen Stellenwert hat. Es stammt aus dem lateinischen Wort *pallium*, was »Mantel« bedeutet. Es meint also, den Menschen mit seinen Beschwerden, wie dem Schmerz, zu »ummanteln«. Weiter erläuterte ich, dass es verschiedenste Verläufe gibt, unabhängig davon, dass die Situation bei der Mutter wirklich lebensbedrohlich ist, sie noch am Anfang der Erkrankung steht und ich viele traurige, aber auch unglaublich schöne Geschichten von Patientinnen in dieser Situation kenne. »Ich kenne Frauen, die als geheilt eingestuft wurden und leider wenige Zeit später verstarben. Andere, die als unheilbar klassifiziert wurden, leben nun schon seit über 20 Jahren«, antwortete ich ihr und bat sie, in Kürze, mit ihrer Mutter zu kommen, damit ich mir selbst ein Bild von ihr machen und auch ihre eigenen Erwartungen und Wünsche erfahren konnte. Das Gespräch, ja das Gespräch, das Austauschen der Worte, der Emotionen war heilsam, und Heilsamkeit war eine wichtige Voraussetzung für den Heilungsprozess.

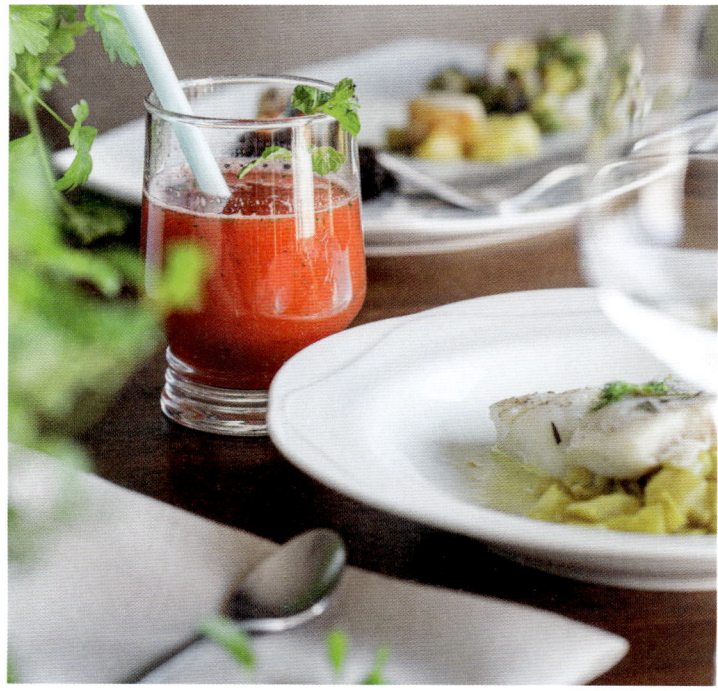

# Schnelle Misosuppe

.......................................................................
**FÜR 4 PERSONEN**
.......................................................................

- 2 EL Misopaste
- 50 g Seidentofu
- 1 Frühlingszwiebel
- 1 Scheibe dunkles Brot
- 4 Sardellenfilets (Glas)
- 1 Knoblauchzehe
- 20 g Ingwer
- 50 ml Sojasoße
- 1 l Wasser
- 1 Prise Liebe ❤

## Zubereitung

1. Knoblauch und Ingwer schälen und in Scheiben schneiden.
2. Sardellenfilets kalt abspülen.
3. Alle Zutaten in 1 Liter Wasser geben und aufkochen lassen.
4. Brot und Sardellen zugeben und nochmals aufkochen.
5. Vom Herd nehmen und 10 bis 12 Minuten ziehen lassen.
6. 1 Frühlingszwiebel in dünne Ringe schneiden.
7. Den Seidentofu in kleine Würfel schneiden und in die Suppenschale geben.
8. Die Brühe durch ein Sieb mit einem Tuch vorsichtig passieren und noch mal im Topf aufkochen. Von der Flamme nehmen.
9. 2 El Misopaste einrühren und die Suppe in die Schalen geben.
10. Mit Frühlingszwiebelringen bestreuen.

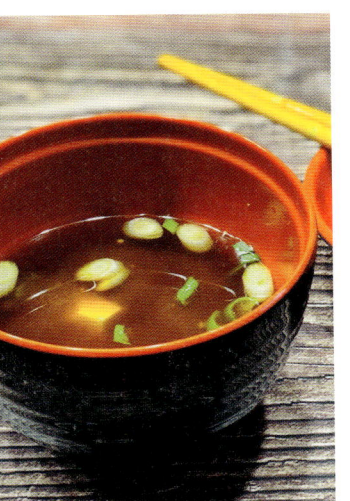

**TIPP:** Bei der originalen Misosuppe wird üblicherweise eine Dashi Brühe verwendet und es werden Algen hinzugefügt. Man kann aber auch diese sehr schmackhafte Alternative zubereiten oder die Misopaste in heiße Hühnerbrühe einrühren. Sie darf jedoch nicht kochen. In Japan gilt Miso als sehr gesund. Angeblich soll die Würzpaste sogar für das lange Leben der Japaner verantwortlich sein. So werden den Pflanzenstoffen Isoflavone, die in Sojabohnen und Sojaprodukten enthalten sind, vielerlei positive Wirkungen auf die Gesundheit zugeschrieben, z. B. bei Brust- und Prostatakrebs, Wechseljahresbeschwerden und Osteoporose und bei Bluthochdruck. Sie ist absolut *umami*.

Was Leib und Seele brauchen

# Ceviche vom Wolfsbarsch

## FÜR 4 PERSONEN

- 2 Wolfsbarschfilets
- 1 Mango oder/und Papaya, oder/und Maracuja
- Avocado
- 1 rote Zwiebel
- 1 rote Paprika
- 4 Limetten oder Zitronen oder gemischt
- 1 Chilischote
- etwas Agavendicksaft
- 1 Bund Koriander oder Petersilie
- Pfeffer sowie Salz nach Belieben
- 1 Prise Liebe ❤

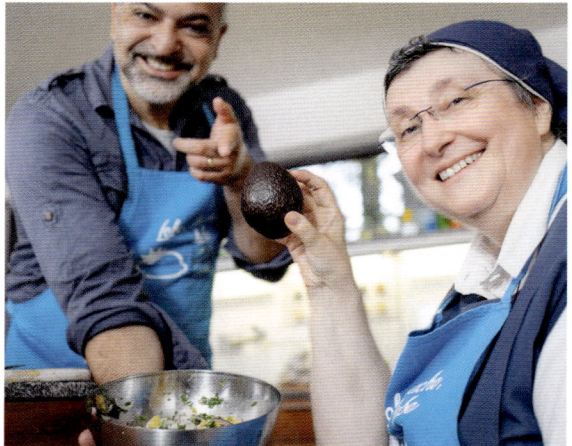

**TIPP:** Sie können praktisch jeden Fisch oder Meeresfrüchte als Ceviche zubereiten: Lachs, Dorade, Kabeljau, Garnelen oder Jakobsmuscheln verwenden. Diese Garmethode ist einfach himmlisch, weil der Fisch nur durch die Limonen oder Zitronen gegart wird und super gesund ist und nichts an seinen Nährstoffen durch Wärme verliert. Achtung bei frischen Chilis. Besser Handschuhe benutzen und nicht ins Auge greifen. Das Rezept gelingt auch ohne Chilis.

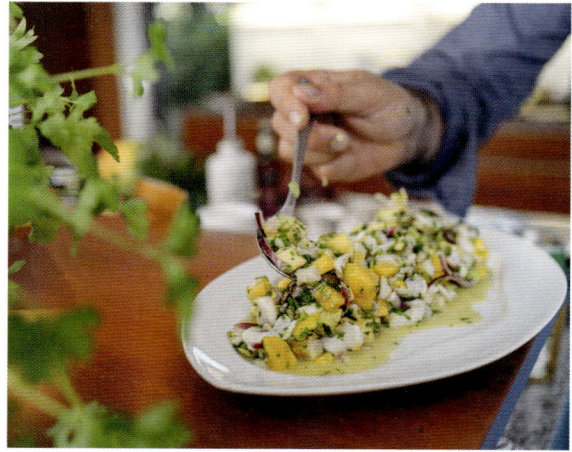

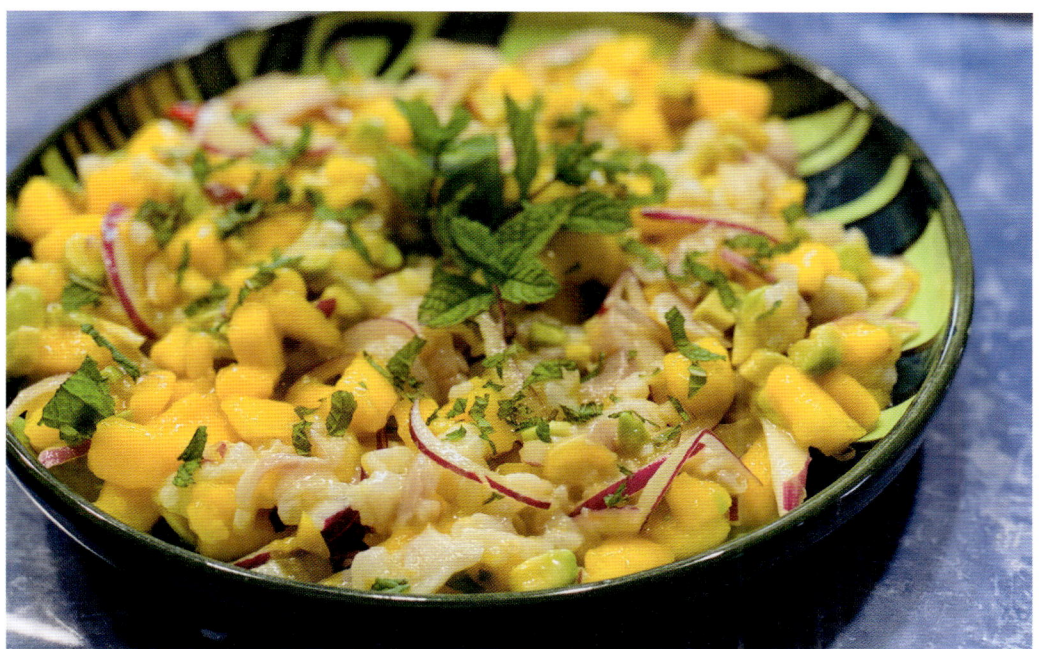

## Zubereitung

1. Das Fischfilet waschen und trocken tupfen, Gräten entfernen.
2. Die Limetten/ Zitronen auspressen und in eine Schüssel geben.
3. Anschließend das Fischfilet von der Haut lösen und in feine dünne Scheiben schneiden und sofort im Limettensaft marinieren.
4. Chilis halbieren, die Kerne entfernen und in Streifen schneiden.
5. Mango od. Papaya, Avocado und Paprika putzen und in kleine Würfel schneiden.
6. Rote Zwiebel schälen, halbieren und in feine Streifen schneiden.
7. Den Koriander fein hacken.
8. Den Fisch mit dem Limonensaft, mit Mango, Koriander, Chilistreifen und Zwiebeln vermengen, mit Agavendicksaft und Pfeffer abschmecken und mindestens 30 Minuten im Kühlschrank durchziehen lassen. Geht auch über Nacht.

# Dinkel-Brokkoli-Birnen-Salat

## FÜR 4 PERSONEN

- 100 g Dinkelkörner Urkorn gegart
- 250 g frischen Brokkoli
- 1 Birne
- ½ Zitrone gepresst
- 3 EL Olivenöl
- 1 Tl Dijonsenf
- 1 Knoblauchzehe gerieben
- Salz, Pfeffer
- 1 Tl Galgant
- 1 Tl Bertram
- 1 Prise Liebe

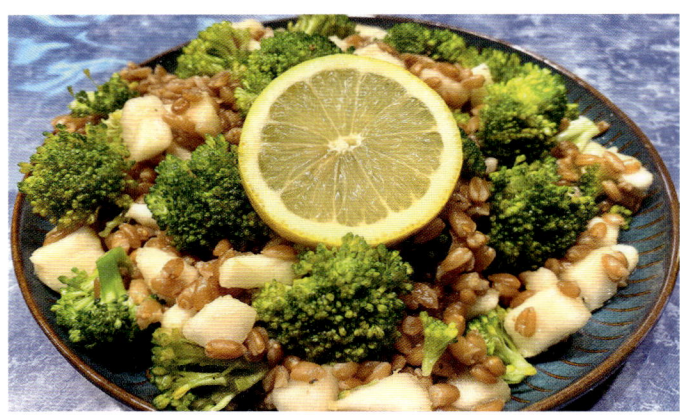

**TIPP** von Dr. A. Michalsen: Das Enzym Myrosinase, das die Glucoseinolate spaltet und den gesunden Wirkstoff Sulforaphan freisetzt, entfaltet die Wirkung erst, wenn der Kohl zerkleinert wird, ist jedoch hitzeempfindlich. Zerkleinern Sie den Brokkoli und warten sie 15 Min.. Dadurch wird Myrosinase freigesetzt und es entsteht das hitzebeständige Sulforaphan. So können Sie Brokkoli kochen, ohne dass sich die gesunden Stoffe dezimieren.

## Zubereitung

1. Dinkelkörner über Nacht in kaltem Wasser einweichen.
2. Dinkel in Salzwasser weich garen.
3. Brokkoli gründlich waschen, in Röschen teilen.
4. Birne schälen und in kleine Würfel schneiden.
5. Knoblauch schälen und klein reiben und mit Senf, Zitronensaft, Olivenöl, Galgant, Bertram zu einer Vinaigrette rühren. Mit Salz und Pfeffer abschmecken.
6. Dinkelkörner abtropfen und mit den Brokkoli und der Birne vermischen und der Vinaigrette beträufeln. Alles gut verrühren.

# Nervenkekse nach Hildegard von Bingen

- für 4 Personen
- 500 g Dinkelmehl
- 250 g weiche Butter
- 150 g Honig
- 25 g Zimt
- 10 g Muskat
- 5 g Nelkenpulver
- 2 Eier
- 1 Prise Liebe

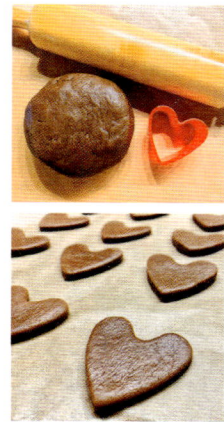

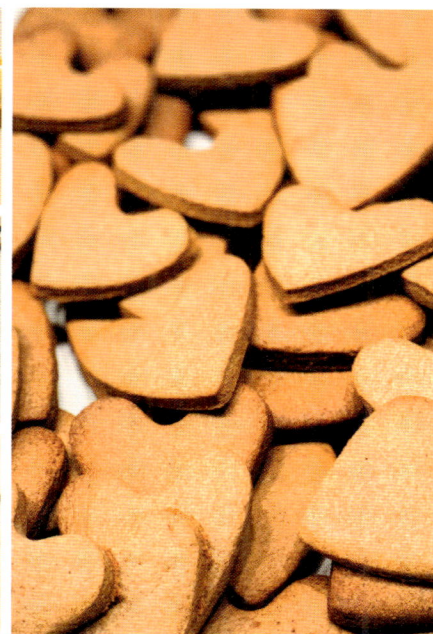

**TIPP:** Hildegard empfiehlt 4 bis 5 Kekse pro Tag. Sie schreibt: »Iss diese oft, und alle Bitternis deines Herzens und deiner Gedanken weiten sich. Dein Denken wird froh, deine Stimme rein, alle schlechten Säfte in dir minderer. Es gibt guten Saft deinem Blut und macht dich stark.« Die Kekse halten sich wochenlang bzw. hielten sich so lange, wenn sie nicht so viele Liebhaber hätten. Ein echter Geheimtipp. Aber Vorsicht bei zu viel Muskat, können sie berauschend wirken.

## Zubereitung

1. Durchhaken Sie alle Zutaten mit den Händen oder einer Teigkarte, dann schnell zu einem Teig verkneten und 30 Minuten im Kühlschrank kaltstellen.
2. Dick ausrollen, Plätzchen ausstechen und diese auf ein mit Backpapier ausgelegtes Blech geben.
3. Im vorgeheizten Backofen bei 190 °C – 200 °C (Unter-/Oberhitze) ca. 20 – 25 Minuten hell backen.

# Trost und Zuversicht

## Worte und Taten, die trösten

### Schwester Teresa

Es ist wohl wahr: Wenn ich mit etwas Abstand auf die vielen Momente schaue, in denen ich in meinem Leben Trost gebraucht habe, ging es oft um Kleinigkeiten oder Lappalien. Eigentlich waren sie es gar nicht wert, mich aufzuregen oder traurig zu machen. Mein guter Gott sorgte dafür, dass es wiederum oft nur einer Kleinigkeit bedurfte, um mich wieder zum Lächeln zu bringen. Und wenn ich meinem Herzen Luft gemacht hatte, dann war die Sache für mich auch gut und vorbei. Eine meiner vielen Gaben, die Gott mir mitgegeben hatte, war es schon von klein auf, nicht nachtragend zu sein. Je älter ich wurde, desto mehr wunderte ich mich über die Dinge, statt mich zu ärgern, dass etwas schiefgehen oder Menschen seltsam sein konnten. Mit 40 Jahren beschloss ich sogar: Ab heute kränkt mich keiner mehr. Wie oft hatte ich schon erlebt und gelernt, dass es weder der Seele noch dem körperlichen Befinden guttut, zu lange an negativen Dingen hängenzubleiben.

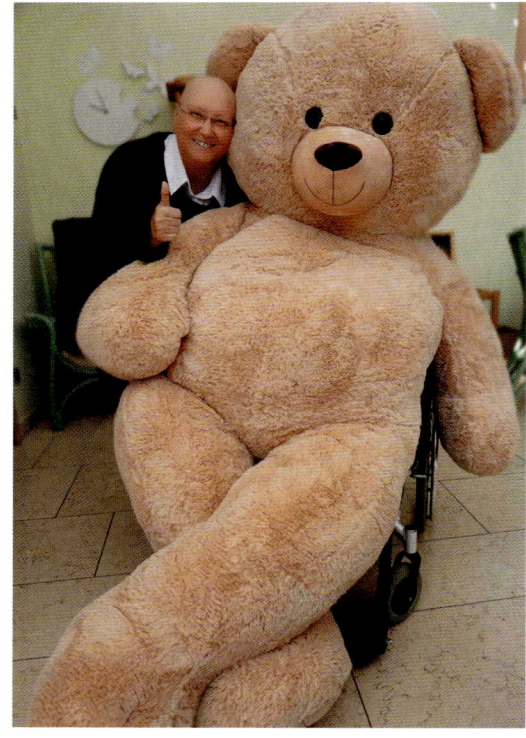

Eine meiner wichtigsten Erkenntnisse meines Lebens verkündigte ich darum auch fast täglich in meinen Vorträgen: Verletzte Menschen verletzen. Oft ist es ihnen nicht einmal bewusst. Das heißt nicht, dass mich jetzt überhaupt nichts mehr kränken konnte, aber die Zeit, die ich brauchte, bis ich wieder umdenken und dem anderen vergeben konnte, verkürzte sich immer mehr. Viele Dinge sind es einfach nicht wert, sich das Leben schwer zu machen.

Wir können andere Menschen nicht ändern. Die anderen dürfen sagen, was sie wollen, sich benehmen, wie sie wollen, oder tun, was sie wollen. Ich habe einfach keinen Einfluss auf ihre Worte, aber ich lernte zu entscheiden, ob ich ihre Worte so für mich annehmen wollte. Ich erkannte, dass ich leider einigen Menschen und manchen Aussagen zu viel Macht gegeben hatte. Und dass ich ganz alleine darüber entschied, wie lange ich mich darüber ärgern oder ob ich sogar davon krank werden wollte. Ich trage immer selbst zu meiner Kränkung bei, wenn ich anderen Macht über mich gebe und ihm erlaube, mich zu kränken. – Diese Erkenntnis tat anfangs weh.

Das Muster ist immer gleich: Wir fühlen uns tief verletzt, gedemütigt, ausgenutzt oder bedroht. Dann beginnt das Gedankenkarussell. Negative Gedanken lösen negative Gefühle aus, die wir dann körperlich merken. Meistens spüren wir sogar einen echten körperlichen Schmerz.

Als mir klar wurde, dass es darauf ankommt, wie wir Worte oder Ereignisse bewerten, weil sie die Ursache für körperliche Reaktionen und Verhalten sind, hatte ich einen riesigen Satz nach vorn in meiner Entwicklung gemacht. Und als ich auf die neuesten Erkenntnisse der Lach- und Humorforschung stieß, trug auch das dazu bei. Meine Güte, was lachen die Menschen bei meinen Vorträgen und ich lache schallend mit. Humor war die allerbeste Methode für mich, mit den Widrigkeiten des Lebens umzugehen. Und so kannte man mich auch schon immer.

Als die bedrohliche Krebserkrankung in mein Leben einbrach, war das allerdings eine ganz andere und neue Geschichte. Nach Lachen war mir nun nicht mehr zumute. Ich konnte mir die Wahrheit und die Folgen weder schönreden noch ausreden. Die Krankheit war eine brutale Wirklichkeit, vor der es kein Entkommen gab und das Ergebnis nicht vorausschaubar war. Es halfen keine »Alles wird gut«-Trostsprüche, weil ja niemand wusste, ob es gut ausgehen würde. Mir halfen auch keine noch so frommen Bibelverse oder »Du schaffst das«-Kommentare.

Mein Trost kam zuerst aus der spürbaren Liebe meiner Gemeinschaft, aus meinem unerschütterlichen Glauben an die atemberaubende Liebe Gottes, der Welle der Anteilnahme und Gebete der vielen Freundinnen und Freunde und dem Vertrauen, das mir durch Dr. Heidi und Dr. Sehouli geschenkt wurde. Ich habe schon immer in den durchlebten Antworten, offenherzigen Begegnungen und wachsendem Gottvertrauen Zuversicht und Trost gefunden. Mich haben Sätze wie »Das tut mir leid«, wenn es mir sehr schlecht ging, tiefer getröstet und aufgemuntert, als viele gut gemeinte Sprüche und Ratschläge wie Du musst positiv denken, dich nicht reinsteigern oder Vitamin D nehmen.

Tatsächlich waren es unzählige kleine Dinge im Alltag, die mir jetzt guttaten und die es wiederzuentdecken galt. Keinen einzigen Tag vergaß ich, auf meinen Communityseiten in den sozialen Netzwerken die Menschen zu ermutigen, obwohl ich auch selbst durch die Hölle der Angst ging. Mit verschiedensten Aktionen versuchte ich Gutes zu tun und spürte, wie es mir auch selbst guttat. Ich vermittelte anderen Zuversicht und wurde dadurch auch selbst zuversichtlicher. Ich merkte: Ich war immer noch zu gebrauchen. Allein meine Bärenaktion brachte 18.000 Euro für die wunderbare »Initiative mit Krebs leben« in Waldkirchen ein. Ich verloste einen 2,40 Meter großen Teddybären und zog live auf YouTube die Gewinnerin. Oder die Aktion der Frauenklinik der Berliner Charité »Initiative Rosi«, die ich immer noch unterstütze und Menschen öffentlich ehre, die erkrankten Frauen aufopferungsvoll beistanden.

Schwere Zeiten können einen ziemlich runterziehen und sogar depressiv machen, aber auch da zeigte mir Gott durch das Kochen, wie viel Lebensfreude ich zurückbekam. Jetzt kann ich nur zustimmend nicken, wenn ich Studien darüber lese, wie sich gesunde Ernährung positiv auf die Psyche auswirkt. Gesunde Mahlzeiten können eine Depression zwar leider nicht verhindern, aber sie können helfen, das Risiko zu senken, an einer Depression zu erkranken. Und als ich las, welche Lebensmittel es sind, die im Gehirn die Glückshormone und Botenstoffe hochkurbeln, musste ich schmunzeln, denn ich hatte unbewusst alles richtig gemacht: Gemüse, Obst, schwarze Schokolade, Fenchel, Feigen, Mandeln, Walnüsse, Sesam, Kürbiskerne, Spinat, aber vor allem auch die Gewürze Safran, Zimt, Kurkuma, Ingwer, Lavendel, Rosenblüten, Avocado, Nüsse, Paprika u.s.w. standen bei uns immer wöchentlich auf dem Speiseplan.

Es sind so viele kleine bezaubernde Worte, die trösten und ermutigen können. Aber es sind auch liebe Gesten, Umarmungen, kleine Überraschungen, Geschenke, Musik, Ausflüge oder manchmal etwas Köstliches zu essen.

Dazu passt auch diese Geschichte: Als Jesus als Auferstandener Seinen Jüngern am See Genezareth begegnete, erwartet ER sie mit einem Abendessen. Als sie von ihrem Tagewerk heimkamen, hatte ER köstlichen Fisch für sie gegrillt. Einfach klasse. Es hätte doch Seine Gegenwart als Auferstandener genügt, um sie aufzurichten, zu trösten und ihren Glauben für immer zweifellos zu machen. ER schenkte ihnen doch die Gewissheit, dass sie nie mehr alleine sein würden. Aber anscheinend genügte das dem Himmel nicht. Es musste ein Essen sein, ein Mahl mit IHM, um sie lebendig zu machen.

*Gott Du bist mein Atem,*
*mein Trost in dieser Welt,*
*der Schöpfer meiner Seele,*
*das, was mich trägt und hält.*

*Du bist die Kraft zu Leben,*
*der Grund, warum ich's wag.*
*Der Motor des Vergebens*
*an jedem neuen Tag.*

# Wie vermittele ich Trost und Zuversicht?

*Prof. Dr. med. Jalid Sehouli*

In meinem Klinikalltag muss ich leider immer wieder schlechte Nachrichten überbringen, beispielsweise, dass die belastende Chemotherapie nicht gewirkt hat und der Krebs weitergewachsen ist oder dass der Krebs bereits in andere lebenswichtige Organe gestreut hat.

Seit Jahren beschäftige ich mich damit, wie man schlechte Nachrichten sensibel übermittelt. Viele Mediziner haben Angst vor derartigen Gesprächen und fühlen sich darauf schlecht vorbereitet, denn die Aus- und Weiterbildungen berücksichtigen dies bedauerlicherweise nur unzureichend.

Eine meiner wichtigsten Erkenntnisse ist, dass es hier insbesondere um Haltung und Beziehung geht. Die Übermittlung von schlechten Nachrichten ist wie eine spezielle Operationstechnik. Diese Kommunikationsfähigkeit ist nicht angeboren, aber man kann sie lernen.

Neben der Ankündigung einer schlechten Nachricht bzw. einer sensiblen Warnung sind die Akzeptanz der Emotionen des Menschen, der die schlechte Nachricht erhält, und das Aushalten der Stille nach der Verkündigung der schlechten Nachricht die Kernelemente eines guten Gesprächs. Medizinern fällt es oft schwer, die Stille zu ertragen. Aus Unsicherheit und gut gemeinter Absicht halten sie meist lange Monologe und überfordern damit oft die Patienten. Nach dem Erhalt einer schlechten und existenziellen Nachricht ist meist der Betroffene gar nicht in der Lage, den Ausführungen des Arztes zu folgen. Er ist gelähmt, kann nicht mehr richtig hören, nicht mehr richtig sehen, nicht schmecken, riechen und fühlen. Er ist in einer Art Schockzustand und wie eingefroren.

Diese Stille ist aber wichtig, um die Botschaft, die den Blick auf das Jetzt und Morgen für immer verändert, zu verdauen. Diese Stille ist wichtig, um sich selbst wieder zu sammeln, sich zu orientieren und eigene Fragen formulieren zu können. Daher sollte man als Patient diese Stille auch einfordern, um sich auch selbst zu trösten und wieder Selbstvertrauen zu finden.

Auch die Gemeinschaft, das unmittelbare soziale Umfeld und die professionelle Hilfe sind von großer Bedeutung. Besonders auf die Angehörigen und Lebenspartner kommen große Herausforderungen zu. Dabei sollten Angehörige und Zugehörige nicht versuchen, dem Betroffenen unabgestimmte Ratschläge und Lösungsstrategien aufzuzwingen, sondern eher fragen, wie und womit praktisch geholfen werden kann. Hierzu zählen auch die Verpflegung, die mit dem

Einkaufen beginnt und mit dem Zubereiten weitergehen kann. Kochen kann dann eine Sprache sein, um die Wertschätzung und die Liebe zeigen. Wenn wir unsere Anteilnahme durchs Kochen ausdrücken, kann dies sogar heilsamer als gutes Zureden sein, sagte mir erst vor wenigen Wochen eine Patientin, die ihren Ehemann plötzlich bei einem Autounfall verloren hatte. Darum ist es auch bei muslimischen Trauerfeiern Tradition, dass die engste Familie des verstorbenen Menschen von den Nachbarn, Freunden und anderen Verwandten viele Tage bekocht wird.

Bisher existieren für sie nur wenig Angebote, die Angehörige, Bekannte, Freunde und Partner beim Umgang mit den Betroffenen unterstützen. Dabei wäre hier eine bessere Unterstützung enorm wichtig. Angehörige möchten helfen, wissen aber häufig nicht wie, sind häufig selbst »geschockt« und verunsichert, wie sie sich verhalten sollen.

Etwas Schmackhaftes aus dem Reich des Essens und Trinkens ins Krankenhaus mitzubringen, kann helfen, in Dialog zu kommen und die unheimliche Stille der Trauer, des Mitleids und der eigenen Angst zu durchbrechen. Fragen Sie doch nach der Lieblingsspeise und bereiten Sie diese zu Hause vor. Es wird auch Ihnen Halt und Orientierung geben. So zeigen Sie, wie sehr Sie sich um diesen Menschen sorgen und ihn dabei unterstützen wollen, wieder mehr Gesundheit und Lebensfreude zurückzugewinnen.

Jemandem etwas zu kochen, etwas mit den eigenen, vielleicht sogar wegen der Angst um den Betroffenen zitternden Händen zuzubereiten, ist etwas sehr Persönliches und Wertvolles und sagt mehr als tausend Worte oder die vielen gut gemeinten Mitbringsel aus, die in Pillen- oder Kapselform die Heilung mit Vitaminen oder anderen Stoffen versprechen. Und die Krönung wäre natürlich, die mitgebrachte Liebesspeise auch zusammen zu genießen und so zu symbolisieren, dass man zueinandersteht und zusammenstehen wird.

# Köstliche Spinattarte

**FÜR 4 PERSONEN**

- 500 g TK-Rahmspinat
- 2 Zwiebeln
- 150 g Kirschtomaten
- 2 EL Rapsöl
- 200 g Schmand od. Saure Sahne
- 4 Eier
- Salz, Pfeffer
- 100 g Parmesan

**Für den Teig**

- 200 g Magerquark
- 5 EL Olivenöl
- 200 g Dinkelmehl (Type 630)
- 1 TL Backpulver
- ½ TL Salz
- 1 Prise Liebe ❤

**TIPP:** Mit einem frischen Salat serviert ein Genuss. Schmeckt warm und kalt hervorragend.

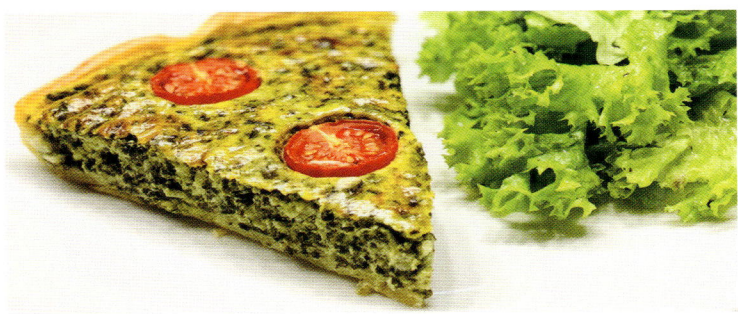

## Zubereitung

1. Alle Zutaten für den Teig kräftig verrühren. Den Teig zu einer Kugel formen und in Frischhaltefolie einschlagen. Ca. 30 Minuten im Kühlschrank ruhen lassen.
2. Backofen auf 200° vorheizen.
3. Parmesan reiben. Zwiebel klein schneiden. Tomaten halbieren.
4. In einem Topf mit 2 El Rapsöl die Zwiebel andünsten. Spinat zugeben und so lange weiterdünsten, bis er aufgetaut und heiß ist.
5. Den Tarteteig inzwischen ausrollen und in eine Tarteform mit herausnehmbarem Boden legen (Durchmesser 28 cm).
6. Parmesan, Schmand, Eier, Salz und Pfeffer zum Spinat geben und verrühren.
7. Nun den Spinat auf dem Tarteboden verstreichen und die Kirschtomaten mit den Schnittflächen nach oben darauf belegen.
8. Die Tarte auf der untersten Schiene 45 Minuten backen. Herausnehmen und etwas abkühlen lassen.

# Ratatouille aus dem Ofen

## FÜR 4 PERSONEN

- 4 Tomaten
- 1 Zucchini
- 1 Aubergine
- 200 g Feta
- 3 bis 4 EL Ajvar (kroatisch)
- 2 bis 3 Knoblauchzehen
- Olivenöl
- 2 EL Weiß- oder Rotweinessig
- 150 ml Tomatensaft
- 100 ml Gemüsebrühe
- Meersalz
- 3 bis 4 Thymianzweige
- Kräuter der Provence
- Salz, Pfeffer
- 1 Prise Liebe

**TIPP:** Erst probieren ob die Auberginen weich sind, dann beginnt das gesunde Schlemmen.

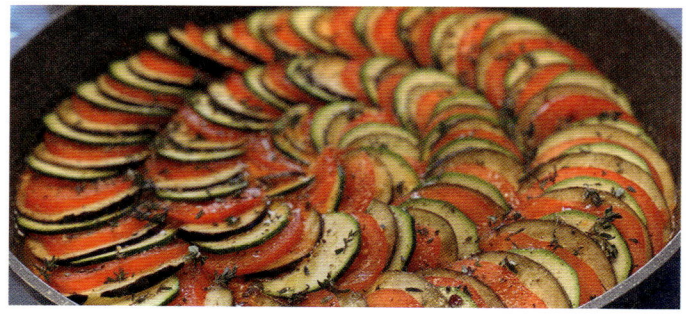

## Zubereitung

1. Knoblauch schälen, klein hacken und mit 2 EL heißem Olivenöl ca. 1 Minute anschwitzen.
2. Mit Gemüsebrühe und Essig ablöschen.
3. Tomatensaft und Ajvar dazugeben und mit Salz und etwas Zucker abschmecken. Kurz einkochen.
4. Zucchini, Tomaten und Aubergine putzen, waschen und trocken tupfen. Gemüse mit der Schneidemaschine oder Gemüsehobel in sehr dünne Scheiben schneiden.
5. In einer runden Pfanne, Auflaufform oder Tepsi Fetakäse verteilen. Ajvar-Soße darüber gießen. Gemüsescheiben abwechselnd auf die Soße legen.
6. Kräftig mit Salz, frisch gemahlenem Pfeffer, Kräutern der Provence und Thymian bestreuen und 4 bis 5 El Olivenöl darauf träufeln. Gemüse im heißen Ofen etwa 50 bis 60 Minuten garen.

## Kürbis-Soufflé

#### FÜR 4 PERSONEN

- 250 g Kürbispüree, z. B. Hokkaido
- 3 Eiweiß
- 2 EL Zucker
- 1 Prise Zimt
- 1 EL Butter für die Formen
- 1 Prise Liebe ❤

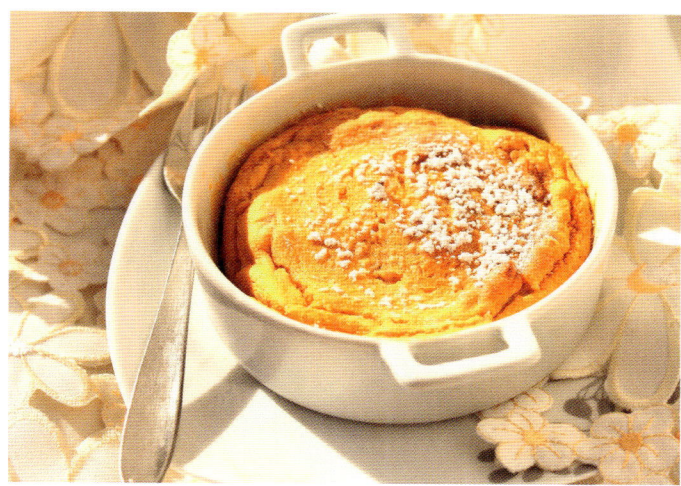

### Zubereitung

1. Das Kürbisfleisch in kleine Stücke schneiden und in kleinem Topf im Wasser weich dünsten, Anschließend abtropfen lassen und mit dem Mixer pürieren.
2. Backofen auf 180° Ober-/Unterhitze vorheizen und die Förmchen mit weicher Butter ausstreichen.
3. Das Eiweiß mit Zucker zu steifem Schnee schlagen und das Kürbismus mit etwas Zimt abschmecken.
4. Den Schnee vorsichtig im Kürbismus unterheben und in die Förmchen füllen. 15 Minuten backen und sofort servieren.

**TIPP:** Ein schnelles, köstliches Dessert!

# Matcha-Grüntee-Frischkäsekuchen

- 500 g Frischkäse (selbstgemacht, s. S. 125)
- 250 g Joghurt
- 2 EL Zitronensaft
- 2–3 TL Matcha, (Grüne-Tee, als Pulver) vermahlen
- 75 g Zucker
- 6 Blatt Gelatine

**Boden**

- 140 g Löffelbiskuit, alternativ ungesüßt
- 120 g geschmolzene Butter
- 2 EL geröstete Sesam- oder gehackte Pinienkerne
- alternativer Boden: 100 g geriebene Walnüsse mit 300 g ensteinten Datteln zu einer Masse vermengen
- Prise Liebe

### Zubereitung

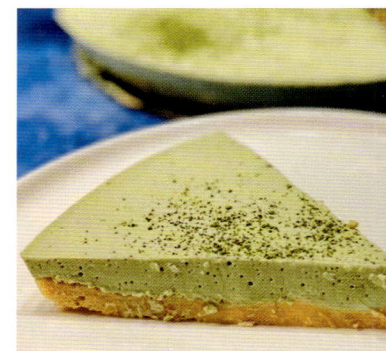

1. Tortenform mit abnehmbarem Ring mit Backpapier auslegen. Löffelbiskuit im Mixer zerbröseln und mit der geschmolzenen Butter und dem Sesam mischen. Die Mischung als Boden auf die Tortenform verteilen und fest andrücken.
2. Gelatine in kaltem Wasser einweichen. Joghurt und Frischkäse mit Zitronensaft mit einem Stabmixer vermengen.
3. Durch ein feines Sieb das Matcha-Pulver sieben, mit 80 ml heißem Wasser aufgießen und mit einem Matcha- oder Schneebesen schaumig schlagen. Dann die Gelatine in einem Topf bei schwacher Hitze auflösen und mit dem Zucker unterrühren.
4. Die Matcha-Mischung mit dem Frischkäse verrühren, in die Form füllen und glattstreichen. Im Kühlschrank mindestens 3–4 Stunden kühlen.

**TIPP:** Den Kuchen vor dem Servieren nach Belieben mit wenig gesiebtem Matcha-Pulver bestäuben. Wer einen Matchabesen hat, tauche ihn kurz in warmes Wasser, damit die Borsten geschmeidig werden. Ebenso lässt sich köstlicher grüner Tee bereiten. Einen gestrichenen Teelöffel Matchapulver sieben, und mit 50 ml heißem Wasser (ideal 80°) verrühren. Nach dem Aufschäumen heißes Wasser dazugeben. Je weniger Wasser man nachgießt, desto intensiver ist der Geschmack des Grünen Tees.

# Köstlicher Kräuter-Fregolasalat

### FÜR 4 PERSONEN

- 1 Bund Koriander oder/und Basilikum
- 1 Bund glatte Petersilie
- 1 Bund Schnittlauch
- 80 g Rucola
- 120 g Fregola Sarda (Griespastakugeln aus Sardinien)
- 1 Avocado
- 100 g TK-Erbsen
- 1–2 EL kaltgepresstes Olivenöl oder Arganöl

### Vinaigrette
- 1–2 EL Dijonsenf
- 100 ml Gemüsebrühe
- 50 ml Olivenöl, s.o.
- 2 Knoblauchzehen
- 4 EL Balsamicoessig
- 40 g grob geriebener Parmesan
- Salz, Pfeffer
- Prise Liebe ❤

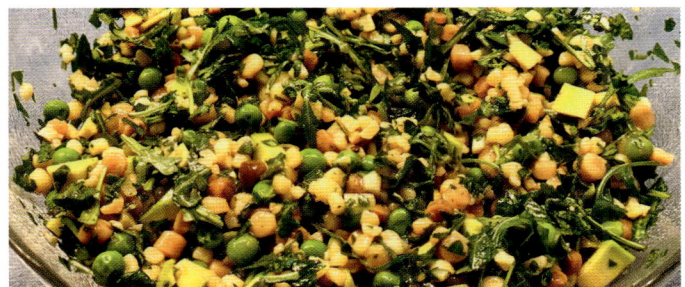

### Zubereitung

1. Fregola in reichlich Salzwasser ca. 13–15 Min. kochen. Die TK-Erbsen unaufgetaut nach 10 Min. mitkochen. In einem Sieb abtropfen lassen, kalt abschrecken und mit 1 EL Olivenöl in einer Schüssel vermischen.
2. Die Kräuter waschen, trocknen und alles sehr klein schneiden.
3. Für die Vinaigrette den Knoblauch schälen, reiben und mit allen Zutaten mit dem Stabmixer kräftig verrühren. Mit Salz und Pfeffer abschmecken.
4. Die Pasta mit der Vinaigrette und dem Parmesan vermischen, gut durchziehen lassen und genießen.

**TIPP:** Die sardische Fregola-Pasta ist eine echte Geschmacksentdeckung und mit den vielen Kräutern ein gesundes Schlemmererlebnis.

# Erleichterung

## *Zeit für mehr Offenheit und Humor*

*Schwester Teresa*

»Schenke mir eine gute Verdauung, Herr, und auch etwas zum Verdauen. Schenke mir Gesundheit des Leibes, mit dem nötigen Sinn dafür, ihn möglichst gut zu erhalten.«

Immer wieder fiel mir das Gebet des englischen Heiligen Thomas Morus in unserem offiziellen Gesangbuch auf. Es brachte mich als junge Schwester immer wieder zum Schmunzeln und ich wunderte mich, wieso dieses Gebet Einzug in ein Gesangbuch gefunden hatte.

Heute mit 57 Jahren und nach der schweren Krebserkrankung weiß ich, was es bedeutet, eine gute Verdauung zu haben. Schließlich hatte Gott unseren Körper fantastisch geschaffen. Wenn einer weiß, wie es funktionieren muss, dann ER. ER hat sich alles ausgedacht: Was oben reinkommt, muss, nachdem es den Körper versorgt hat, unten wieder raus.

Eine gute Verdauung – ein intakter Darm – ist Grundlage für einen funktionierenden Stoffwechsel und die ausreichende Nährstoffversorgung. Sogar für ein starkes Immunsystem ist eine gesunde Darmflora unerlässlich, wie man inzwischen weiß! Wer einmal unter Verstopfung oder einem trägen Darm litt, weiß, dass es kaum etwas Schlimmeres gibt. Leider sind das genau die Nebenwirkungen von Schmerzmitteln und Narkose, vor allem wenn man noch bettlägerig ist. Mein Darm hatte sieben Stunden außerhalb meines Körpers gelegen und nun eine andere Position. Und weil ich längere Zeit eine Magensonde hatte, konnte ich nur ganz allmählich wieder normal essen. Erschreckenderweise funktionierte zu Hause überhaupt nichts mehr. Abläufe, die vorher selbstverständlich waren, und so alltäglich, dass niemand sich darüber Gedanken macht, wenn er mal schnell Pipi machen muss, klappten nicht mehr.

Niemand hatte mich darauf vorbereitet, was zu Hause auf mich zukommen würde. Alles drehte sich ja vorrangig darum, den bösartigen Tumor loszubekommen und wenn möglich, die OP zu überleben. Danach die Chemo, danach die Bestrahlung. Alles, was mit dem Toilettengang, dem stillen Örtchen oder alles was mit dem Urin oder Stuhlgang zu tun hat, ist ein gesellschaftliches Tabuthema. Wie viele verrückte Redewendungen gibt es, um den Toilettengang zu umschreiben. Wir hatten uns in unserer Gemeinschaft spaßeshalber eines Tages ausgedacht, dass wir »mal singen gehen müssen« sagen, wenn jemand auf die Toilette musste.

Auch über den Darm und seine Erkrankungen spricht man normalerweise nicht. Dabei ist ein gesunder Darm enorm wichtig, damit der Körper gesund wird oder bleiben kann. Im Krankenhaus erhielt ich sogar Applaus von den Ärzten, als nach einem Tag der Bauchwand-OP der Stuhlgang einsetzte. So einfach war das nach der ersten großen OP nicht gewesen. Alles sollte sich die nächsten Monate nur noch darum drehen. Nie hätte ich geahnt, dass ein guter Tag abhängig davon war, ob ich schnell eine Position fand, um Wasser lassen zu können, und welche Freudentränen es auslöste, wenn der Stuhlgang funktionierte. Das kann man sich einfach nicht vorstellen. Zum Glück entdeckten wir einen Aufsatz für die Toilette und diese 10 Zentimeter Erhöhung wirkten Wunder.

Jeder Tag, an dem meine Verdauung funktionierte, wurde zum Festtag für meine Lieben und mich, denn die Verdauungsprobleme waren eine zusätzliche tägliche Belastung für Körper und Seele, vor allem während der Chemo und Bestrahlung. Aber es gab auch viele schlimme, unerträgliche Stunden und Tage, und viele Tränen. Meine Lieben schenkten mir auch dann ihre liebende Nähe, schauten nach mir, harrten mit mir aus, egal wie verzweifelt ich auch war. Das werde ich ihnen niemals vergessen. Nicht vor solchen schwierigen und unangenehmen Momenten zu fliehen, sondern sie mit den Kranken auszuhalten, ist das Größte an Liebe, was man einem Kranken schenken kann. So kann man ihnen immer wieder die Angst nehmen. Meine Darmflora war einfach völlig durcheinander. Meine Körpersignale waren mir fremd geworden.

Seit dem Bauchwandbruch nach der 5. Chemo wurden mir von einer nicht sehr einfühlsamen Ärztin wiederholt Ängste gemacht, dass ich »alle zwei Tage für einen weichen Stuhlgang sorgen« sollte, damit mein Bauchwandriss sich nicht vergrößerte durch Pressen oder Drücken. Irgendwann platzte mir der Kragen: »Ich bin keine Sch…Maschine«, antwortete ich spontan. Das war eine Art Befreiung für mich. Wie soll der Körper funktionieren, wenn einem ständig die Angst im Magen liegt? Ich beschloss, mich meiner Angst zu stellen, und fing an, mit meinem Darm liebevoll zu reden, massierte meinen Bauch und sagte ihm: »Wir zwei schaffen das. Wir haben schon so viel zusammen geschafft. Wir werden uns jetzt täglich mit gesunden und abwechslungsreichen Mahlzeiten verwöhnen, in Bewegung bleiben und vor allem genießen und Freude am Essen haben. Und du lässt dir die Zeit, die du brauchst, und zeigst mir, was du am liebsten magst.«

So probierte ich gesunde Rezepte quer durch die internationale Küche und aß vor allem, auf was ich Lust hatte. Und mein Darm zeigte mir schnell, was er mochte: orientalische Gewürze, Datteln und Feigen, zwei Liter Wasser am Tag und meine Spaziergänge.

## Zeit für mehr Offenheit und Humor

Als mein Professor Jalid Sehouli mir dann ein spezielles Probiotikum empfahl, ein Pulver, das in Wasser aufgelöst Millionen von Bakterienstämmen, die natürlich im menschlichen Darm vorkommen, wieder aufbaute, regenerierte sich nicht nur meine Darmflora. Ich wurde gesünder und gesünder und mein Immunsystem wurde immer besser. Das Gesundschlemmen, Genießen, den Gaumen Verwöhnen brachte mir meine Lebensfreude zurück.

Vor allem die Wassermelone, die ich mit frischem Zitronensaft und Minze pürierte und davon Wassereis herstellte, half mir während der Chemo. Meine Haut verbesserte sich in kürzester Zeit und es kühlte herrlich und gesund von innen. Oder die gefüllten Himbeeren. Minze, Zitronensaft und Agavensirup pürieren und damit frische Himbeeren füllen, anschließend in einer Box einfrieren. Nach Lust und Laune Stück für Stück die Himbeeren lutschen, das ist eine wahre Geschmacksexplosion und auch für Kinder ein gesunder Genuss.

Inzwischen habe ich viel über meine Krankheit, den Darm und die Verdauung gelernt. Dennoch steht für mich fest: Ich missioniere niemanden oder behaupte, ein allgemeingültiges Rezept gefunden zu haben, das tue ich auch nie bei meinen Vorträgen. Sonst wäre ich sicher nicht bei Firmen, Unternehmern oder Wirtschaftstagen als Ordensschwester so häufig gebucht worden. Ich will ermutigen. Das ist mein Markenzeichen. Das betonen auch viele Zeitungen. »Sie gibt lebensnahe Hilfestellungen für den Alltag mit Redetalent, Humor, Offenheit«, schrieb eine Tageszeitung.

Ermutigen statt belehren ist mein Motto und deshalb war auch die Begegnung mit Jalid so umwerfend positiv für mich. Auch ihm geht es um die Lebensfreude und Lebensqualität, es geht ihm um die Achtsamkeit und Herzenshöhe der Menschen, nicht um Verbote oder Verzicht. Wir lieben beide das, was wir tun, und sind gerne Feinschmecker und Liebhaber des Lebens.

*Worauf Du Lust hast, darfst Du essen.*
*Kannst Verbote gern vergessen.*

*Höre, was Dein Körper spricht.*
*Schenk ihm Bewegung, Wasser, Freude, Licht.*

*Lass Dir Zeit, auch zu verdauen,*
*lerne deinem Darm vertrauen.*

*Lebe froh voll Zuversicht,*
*die Seele dankt's Dir sicherlich.*

# Was tut meinem Darm nach einer Operation gut? – klassische und unkonventionelle Tipps

## Prof. Dr. med. Jalid Sehouli

In der Zeit nach der Operation gilt es, dass an sich so schnell wie nur möglich wieder mit Essen begonnen werden sollte, damit der Magen und Darm wieder in Gang kommen können. Im Allgemeinen können die Patientinnen und Patienten bei allem, worauf sie Appetit haben, zugreifen. Verschiedene Studien zeigen, dass die immunologischen Prozesse bei der Nahrungsaufnahme über den Mund deutlich stärker aktiviert werden, als wenn die Nahrung über Infusionen und die Vene zugeführt werden. Auch die soziale Komponente hat positive Effekte auf das Immunsystem und berührt das große Feld der sog. Neuroimmunologie.

Über die blähenden und nicht-blähenden Lebensmittel habe ich im ersten Kapitel bereits geschrieben. Neben den dort bereits genannten »klassischen« Ernährungstipps gibt es auch einige andere, zum Teil unkonventionelle Dinge, die sich meiner Erfahrung nach gut bewährt haben. Ich erinnere mich noch sehr gut an ein Gespräch mit der 35-jährigen Influencerin Julia Holz. Am Tag nach ihrer erfolgreichen Krebsoperation berichtete sie mir bei der täglichen Visite, dass sie an dem heißen Freitag Lust auf eine Wassermelone hätte. Dabei schaute sie traurig auf das Essenstablett mit einem verpackten Joghurt und einem Milchbrei in einer weißen Plastikschale. Frau Holz, die wir wegen einer Gebärmutterkrebserkrankung operierten, hatte die sehr komplizierte Operation komplikationsfrei überstanden, litt aber sehr an einer Darmträgheit, Übelkeit und Appetitlosigkeit. Ich ermutigte sie, Wassermelone zu essen. Ihr besorgter Ehemann war wenige Minuten später mit einer prächtigen Wassermelone aus dem türkischen Obst- und Gemüseladen in der Nähe des Krankenhauses zurück. Sie genoss das Essen sehr. Die leichte Übelkeit und das flaue Bauchgefühl waren wie weggezaubert und der Appetit war wieder da.

(Unkonventionelle) Ernährungstipps zur Vermeidung bzw. Verbesserung bei Darmträgheit für die postoperative Phase:

- Essen Sie in Abstimmung mit Ihrem Ernährungsteam das, worauf Sie Appetit und Lust haben. Versuchen Sie Wassermelone, Papaya, Mango und Fruchteis.

- Versuchen Sie Kaffee (ohne Milch und Zucker, wenn möglich) oder Fenchel-, Kümmel-, Anis- oder Pfefferminz- und/oder Ingwertee.

Was Sie außerdem noch tun können:

- Bewegen Sie sich frühzeitig und viel (z. B. Laufen, Treppensteigen, Fahrradfahren)
- Fragen Sie das Pflegepersonal nach Darmmassagen (von außen).
- Erinnern Sie sich an Dinge, die Ihnen bei vorherigen Operationen geholfen haben.
- Bei allen Unklarheiten und Beschwerden informieren Sie bitte Ihre Ärzte.
- Und: Kauen Sie Kaugummi!

## *Das Wundermittel Kaugummi*

Manchmal sind es kleine Dinge, die einen großen Effekt auf unsere Darm-Gesundheit haben. So zum Beispiel auch ein Kaugummi nach einer OP. Frühzeitiges Kauen nach einer Operation hat positive Effekte auf die Darmmotorik, auch bei ausgeprägten Darmoperationen. Die Arbeitsgruppe um den Chirurgen Dr. Misha Luyer von der Catharina-Klinik in Eindhoven führte hierzu eine sog. placebo-kontrollierte Studie zum Kaugummikauen durch. Hierbei wurden Patienten nach einer Darmoperation entweder zur Gruppe des Kaugummikauens oder zur Gruppe mit einem Pflaster zugeteilt, wobei das Pflaster keinen Wirkstoff enthielt, d. h. ein Placebo war. Die Patienten in der Kaugummi-Gruppe begannen drei Stunden vor der geplanten Operation Kaugummi zu kauen. Dabei wurden sie angeleitet, mindestens drei handelsübliche zuckerfreie Kaustreifen pro Stunde zu konsumieren.

Alle Patienten beider Gruppen wurden gebeten, nach der Operation so schnell wie nur möglich wieder mit dem Kauen zu beginnen. Die Ergebnisse waren eindrucksvoll: Im direkten Vergleich zur Pflaster-Gruppe zeigten in der Kaugummi-Gruppe nach fünf Tagen deutlich weniger Patienten das Bild eines Darmverschlusses. Als Darmverschluss galt, wenn innerhalb des letzten Tages keine wesentliche Darmtätigkeit in Form von Darmwinden oder erfolgreichem Stuhlgang beobachtet werden konnte. Auch bezüglich der Darmwinde am zweiten postoperativen Tag und dem ersten Stuhlgang nach der Operation war die Kaugummi-Gruppe der Pflaster-Gruppe überlegen. Zudem waren die Werte für Entzündungsmarker bei den Kauern deutlich niedriger als in der Kontrollgruppe. Kauen, so die Theorien, stimuliert sowohl das autonome Nervensystem als auch das Immunsystem und den Stoffwechsel.

Unser Tipp: Kaugummis mit Ingwer, Kurkuma oder Minze (ohne Zucker und Zusatzstoffe).

Erleichterung

# Tahina für Hummus

## Grundrezept

- 60 g Tahini, bräunliche Sesampaste
- 20 g Zitronensaft, frisch gepresst
- 1/2 Tl Salz
- 1/2 Glas Wasser

- weitere Zutaten: Knoblauch, Zitronensaft, Kreuzkümmel, Salz, Olivenöl, evt. Agavendicksaft
- 1 Prise Liebe ❤

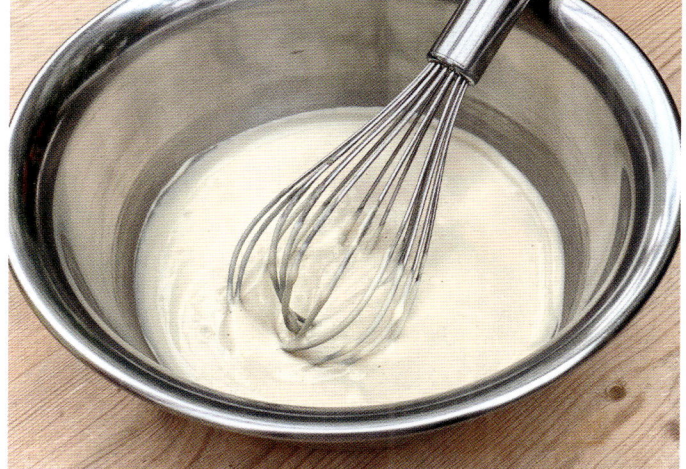

## Zubereitung

Tahini in eine Schüssel geben. Zitronensaft, Salz und Wasser dazugeben und so lange mit dem Schneebesen rühren, bis deine sämige helle Paste entsteht und anfängt weiß zu werden. Wenn du mit der Konsistenz nicht zufrieden bist, gib von den einzelnen Zutaten einfach noch etwas dazu.

**TIPP:** Man kann die unterschiedlichsten Hummusvarianten daraus herstellen. Die so cremige Tahini hält sich ca. 4 Tage im Kühlschrank. Auch mit Kürbispüree und anderen Gemüsen oder Kräutern ein Genuss. Dazu wird Fladenbrot zum Tunken serviert.

## Rote-Beete-Hummus

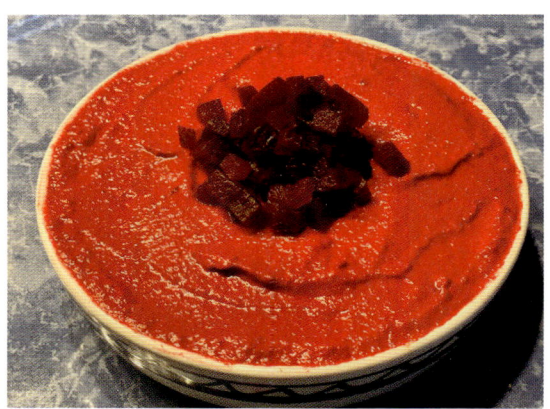

Zwei frische Rote-Beete-Knollen in einem Topf mit Wasser ca. 30 Minuten weich kochen. Schälen. Ein Stück der Knolle in kleine Würfel schneiden. Den Rest der Knollen mit der fertig angerührten Tahinia mit dem Stabmixer zu einer homogenen Masse verrühren. Mit Zitrone, Salz und etwas Olivenöl abschmecken. In eine Schale umfüllen und mit den Rote-Beete-Würfeln belegen.

## Basilikum-Petersilien-Hummus

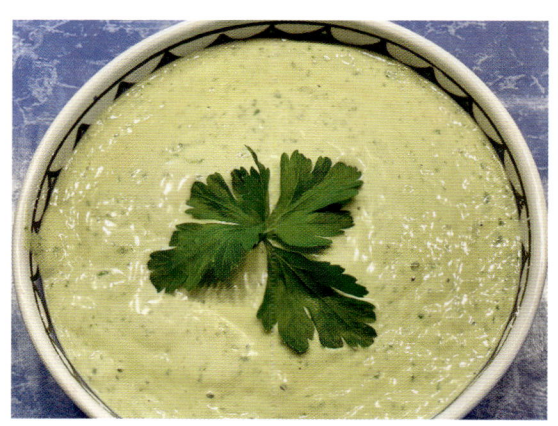

2 Bund Basilikum, ½ Bund Petersilie, 1 Knoblauchzehe waschen, trocken schleudern und von den Stielen zupfen. 1 geschälte Knoblauchzehe und die cremige Tahina mit den Blättern im Stabmixer verrühren. Mit Salz, Zitronensaft und Kreuzkümmel abschmecken.

Evt. 1 Tl Agavensaft dazugeben. In einer Schale anrichten.

## Auberginen-Hummus

1 Aubergine mit einer Gabel einstechen. Auf ein Backblech legen und ca. 45 Minuten bei 180° weich rösten.

Die Aubergine mit einem Löffel herausschaben und aufschneiden und das weiche Fleisch mit der cremigen Tahina, 1 Knoblauchzehe, Kreuzkümmel und etwas Olivenöl mit dem Stabmixer verrühren und mit Salz und Zitronensaft abschmecken.

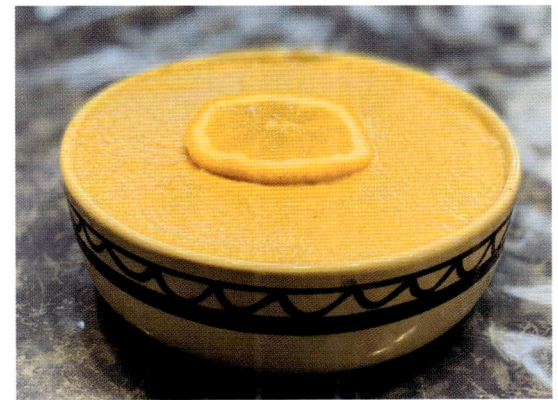

## Kichererbsen-Hummus

Den Inhalt von 1 kleinen Dose Kichererbsen mit der cremigen Tahina, Zitronensaft, Kreuzkümmel, 2 Knoblauchzehen nach Belieben und etwas Olivenöl mit dem Stabmixer verrühren und mit Salz und Pfeffer abschmecken.

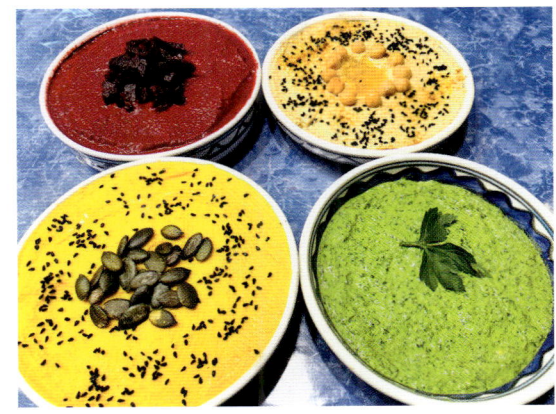

# Köstlich veganes Schokoladen-Dattel-Eis und -Mousse

- 20 Datteln
- 400 ml Kokosmilch
- 4 EL Kakaopulver
- 0,75 g Johannesbrotkernmehl
- evtl. Eismaschine
- 1 Prise Liebe ❤

## Zubereitung

1. Datteln kurz in kaltes Wasser tauchen, entsteinen und schälen. Das Schälen ist dadurch einfacher.
2. Datteln mit der Kokosmilch, Kakaopulver und Johannesbrotkernmehl mit dem Stabmixer verrühren.
3. In die Eismaschine füllen und ca. 40 bis 60 Minuten arbeiten lassen.
4. Wer keine Eismaschine hat, kann das Schokoladen-Dattel-eis im Eisfach frieren lassen und gelegentlich umrühren oder das Schoko-Dattelmouse einfach direkt genießen.
5. Mit frischem Obst anrichten.

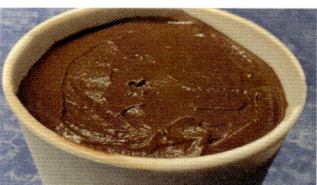

**TIPP:** Datteln sind megagesund. Sie enthalten viele Vitamine, Mineralstoffe, Ballaststoffe und Antioxidantien, die gut für unseren Körper sind. Sie regulieren die Verdauung, senken cen Blutzuckerspiegel und sind entzündungshemmend und haben durch das umgewandelte Hormon Melatonin nervenberuhigende und schlaffördernd Wirkung.

**Vorsicht:** Nach dem Genuss besteht Suchtgefahr!

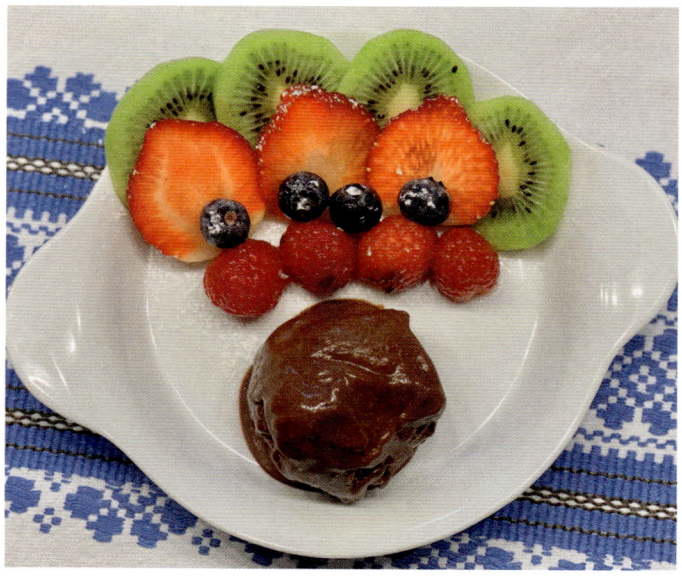

Erleichterung

# Dattelfrischkäse

### FÜR 4 BIS 6 PERSONEN

- 500 g griechischer Joghurt
- 1 Tl. Salz
- 2 EL Dattelsirup
- 6–8 frische Datteln
- 1 Prise Liebe ❤

**TIPP:** So können Sie jede Art von Frischkäse herstellen. Statt mit Datteln auch mit Kräutern, Früchten oder Nüssen.

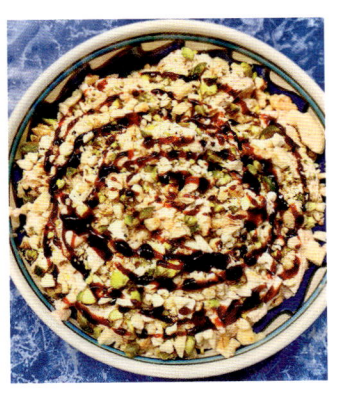

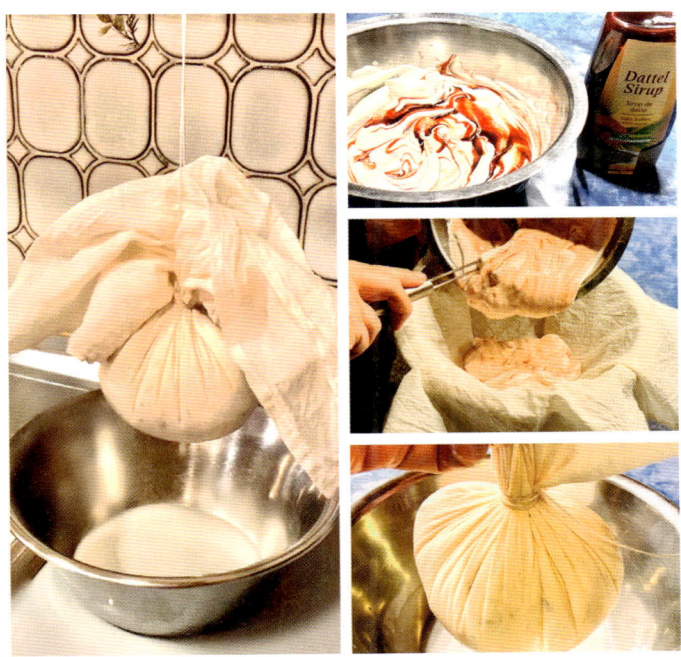

## Zubereitung

Den Joghurt mit dem Salz verrühren. Datteln entkernen, klein schneiden und in den Joghurt unterheben. 2 EL Sirup einrühren. In ein Tuch füllen, zusammenbinden und ca. 8 Stunden über eine Schüssel aufhängen. In eine Schüssel umfüllen. Mit gehackten Nüssen bestreuen und mit Dattelsirup garnieren. Fertig ist ein köstlicher Frischkäse.

Was Leib und Seele brauchen

# Dattel-Pita

**FÜR 4 PERSONEN**

- 100 g Datteln (z. B. Medjool)
- 100 g verschiedene Nüsse geröstet
- 30 g Pistazien
- 1 Bio Orange Saft und Abrieb
- 2 EL Zitronensaft
- 2 EL Dattelsirup
- 1/2 TL Kardamom
- 1 TL Zimt
- 4 Blätter Filoteig
- 1 Prise Liebe ❤

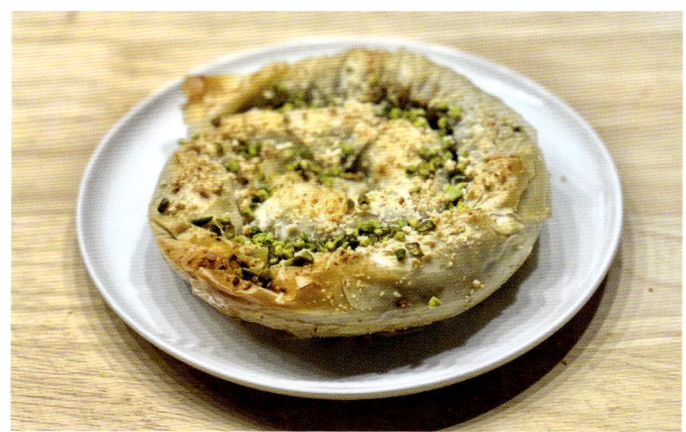

## Zubereitung

1. Datteln längs einschneiden, entsteinen.
2. Bio-Orange heiß abwaschen, trocknen, die Haut abreiben und den Saft auspressen.
3. Alle Zutaten miteinander vermischen.
4. Filoteigblätter mit der Dattelfüllung belegen. Die Blätter mit flüssiger Butter einpinseln und zu einer Rolle wickeln.
5. In eine Auflaufform geben, mit flüssiger Butter einpinseln, mit Pistazienkernen belegen und ca. 20 Minuten bei 180° Ober- und Unterhitze im vorgeheizten Backofen backen und abkühlen lassen.

**TIPP:** Ein himmlischer Genuss. Zum Servieren mit etwas Puderzucker bestreuen.

# Lebensfreude

## *Unser bestes Leben beginnt jetzt*

### Schwester Teresa

Was waren die drei glücklichsten Momente Ihres Lebens? Was war das für ein Gefühl? Mit wem konnten Sie sie teilen? Was dachten Sie dabei? Wie haben Sie reagiert?

Lange habe ich selbst darüber nachgedacht, bevor ich nach diesen Fragen einfach weiterschreiben konnte. Und jedes Gespräch mit meiner Gemeinschaft darüber endete in bewegenden Erinnerungen, Anekdoten und großartigen Bildern, die sich im Inneren auftaten, von eindrucksvollen Geschehnissen, bereisten Ländern, Orten, Städten oder Sehenswürdigkeiten, verbunden mit freudigem Lachen und beschwingtem Wohlbefinden. Ich bin fast unfähig, mich auf drei großartige Momente oder Ereignisse festzulegen. Mein ganzes Leben war erfüllt von beeindruckenden, freudigen, anerkennenden, glückseligen Augenblicken von Freude und Begeisterung.

Waren es die Premieren meiner Musicals, jedes fertige Buch, das in meinen Händen lag, meine Sporterfolge, Gänsehautgottesdienste in überfüllten Kirchen, TV-Auftritte oder Standing Ovations bei kleinen oder großen Vortragsveranstaltungen oder der Anruf, dass ich mit dem Bundesverdienstorden ausgezeichnet werden sollte. Ebenso denke ich an innige, zärtliche Momente, in denen ich Menschen in ihren Lebensnöten helfen konnte, und ihre überschwänglichen Reaktionen, die mich selbst erschütterten, denn ich wusste ja: Da hatte Gott Seine Finger im Spiel. Ich war nur Werkzeug und zum richtigen Zeitpunkt am richtigen Ort gewesen, hatte einen kreativen Einfall oder spürte die Kraft von Gebeten und guten Worten.

Wenn ich eine kleine Auswahl der Momente der größten Lebensfreude treffen soll, sind die Tage meiner Bekehrung und meiner Taufe als 18-Jährige ganz vorn dabei. Erfüllt und überwältigt drehte ich mich nach meiner Taufe zu den Kirchenbesuchern um und rief laut: »Ich werde ewig leben, und ihr könnt einfach so sitzen?« Die Freude hatte mich übermannt. Oder der unvergessene Moment im Quizspiel bei Jörg Pilawa mit meinem treuen Pfarrer Franz, als wir die

»100 000-Euro-Frage« richtig beantwortet hatten. Ich sprang vom Stuhl und umarmte ihn und später am Bahnhof schauten wir uns nur minutenlang an, unfähig ein Wort rauszubringen. Ein Jahr vorher hatte ich zu Gott gebetet: »Wenn Du mal was übrig hast, denk bitte mal an mich.« Nun war mir klar, dass der Anruf der Castingfirma und dieser großartige Gewinn auch auf Sein Konto gingen. ER wusste, wer was übrig hatte: die Quizshows.

Tja, und dann der Umschlag, den mir Pfarrer Franz am 5. August 2004 an meinem 40. Geburtstag in London beim Mittagessen überreichte, in Begleitung von Schwester Claudia und meiner Mama, der das Schreiben beinhaltete, dass mir der »Kulturpreis für Musik und Gegenwartsliteratur« vom Kreistag Bayreuth verliehen werden würde. Meine erste öffentliche Auszeichnung für mein unermüdliches Engagement. Das waren Augenblicke größter Lebensfreude, die mir auch heute noch Freudentränen in die Augen treiben. Sich Momente der Rührung in Erinnerung zu bringen, ist eine wunderbare Methode, neuen Lebensmut zu bekommen, wenn wir uns in schweren und dunklen Abschnitten unseres Lebens befinden. In schönen Erinnerungen zu schwelgen, von großartigen Momenten zehren, kann uns Lebenskraft und gute Laune zurückbringen. Gleichzeitig trainieren wir unser Gehirn. Und unglaublich, welche Details uns dabei einfallen können. Dinge, die tief verschüttet schienen. Das praktizieren wir gerne an Silvester, wenn wir mit lieben Freunden feiern und dann kurz vor Mitternacht jeder nennen sollte, was das schönste Erlebnis in diesem Jahr war, das zu Ende geht. Da spürten wir oft, wie vollgepackt und gesegnet so ein Jahr unseres Lebens war.

Vor allem während meiner Krebserkrankung im Krankenhaus erinnerte mich mein guter Franz, der oftmals in meinen schlaflosen Nächten mit mir chattete, an wunderbare Erlebnisse unseres Lebens. Da wurde es mir warm ums Herz und ich schlief beglückt ein.

Als mir Dr. Jalid persönlich über Videochat das Ergebnis des Befundes vom CT kurz nach der Chemo überbrachte, dass ich krebsfrei sei, tanzte ich in meinem Bett. Ich wollte die ganze Welt umarmen. Es würde tatsächlich eine »Teresa 2.0« geben. Noch glatzköpfig strahlte ich in mein Handy, teilte das Video völlig überwältigt und aufgelöst in den Netzwerken und an meine Freunde weiter. Jetzt würde wirklich jeden Morgen, wenn ich aufwachte, der schönste Tag in meinem Leben beginnen. Sich über das Leben zu freuen und es zu genießen, war jeden Tag möglich. Nicht nur an schönen, hellen, gesunden, glücklichen Tagen, sondern immerzu. Ganz gleich, wie er verläuft. Ob wir gerade arbeiten oder frei machen, glücklich oder schlecht gelaunt sind. Ja, selbst wenn wir krank oder genervt sind, der Tag hat auch viele gute und schöne Momente. Der Sinn des Lebens ist es, so sehe ich es nun, in jedem Augenblick so zufrieden wie möglich zu leben.

Das wünsche ich Ihnen so sehr. Warten Sie nicht auf Ihre Rente, auf das Ende Ihrer Krankheit, auf den Urlaub, auf das Wochenende! Leben Sie heute. Genießen Sie jeden Tag mit allen Sinnen.

Fangen Sie jetzt damit an. Hören Sie auf, das Leben aufzuschieben, denn dann ist es verloren, Sie geben es aus der Hand. Der heutige Tag kehrt nie wieder. Goethe sagte: *Jeder Zustand, jeder Augenblick ist von unendlichem Wert, denn er ist der Repräsentant einer ganzen Ewigkeit!*

Interessant finde ich die Ergebnisse einer Studie der Universität Harvard. Bei dieser Studie wurden 7000 Menschen neun Jahre lang begleitet. Man wollte untersuchen, ob soziale Isolation das Sterblichkeitsrisiko erhöht. Die Forscher fanden heraus, dass Menschen, die in großer sozialer Isolation lebten, eine dreimal so hohe Sterblichkeitsrate hatten wie Menschen, die intensiv in Beziehungen eingebunden waren. Und selbst Menschen mit ungesunden Lebensgewohnheiten wie Rauchen oder schlechten Essgewohnheiten, die aber sozial stark eingebunden waren, lebten deutlich länger als Menschen mit gesundem Lebensstil, die einsam lebten. Mein persönliches Fazit aus dieser Studie bringt meine Zuhörer immer zum Schmunzeln: Lieber mit guten Freunden Schokoladenkuchen essen als alleine Rosenkohl!

Was war das Positivste der letzten Stunde heute? Vielleicht diese Zeilen. Gewiss aber das Lächeln, das Sie mir oder jemandem, den Sie lieben, jetzt in Gedanken schicken könnten.

*Herr, lass mich*
*mein bestes Leben*
*jetzt beginnen.*

# Wann ist ein Rezept gesund?

## Prof. Dr. Jalid Sehouli

Immer wieder fällt auf, dass bei den Diskussionen zur Ernährung die Worte »gesund« und »Gesundheit« inflationär und häufig zu oberflächlich verwendet werden und verschiedene Themen vermengt werden.

Wichtig ist jedoch: Gesundheit umfasst nicht nur körperliche, sondern auch soziale und seelische (psychische) Bereiche. Ein »gesundes« Gericht kann also auch ein Gericht sein, das der Seele und dem Körper gerade guttut. So kann ein Rezept vielleicht nicht zur Verbesserung der Prognose der Erkrankung führen, aber das Wohlbefinden erhalten oder erhöhen.

Prof. Sehouli schickte mir Bilder von seinen Gerichten, wie hier seinem Hühnchen, und ich schickte ihm Fotos von meinen Kreationen. So begann ein spannendes Kapitel in unserem Leben nach dem Motto: gesundes Essen mit viel Lebensfreude.

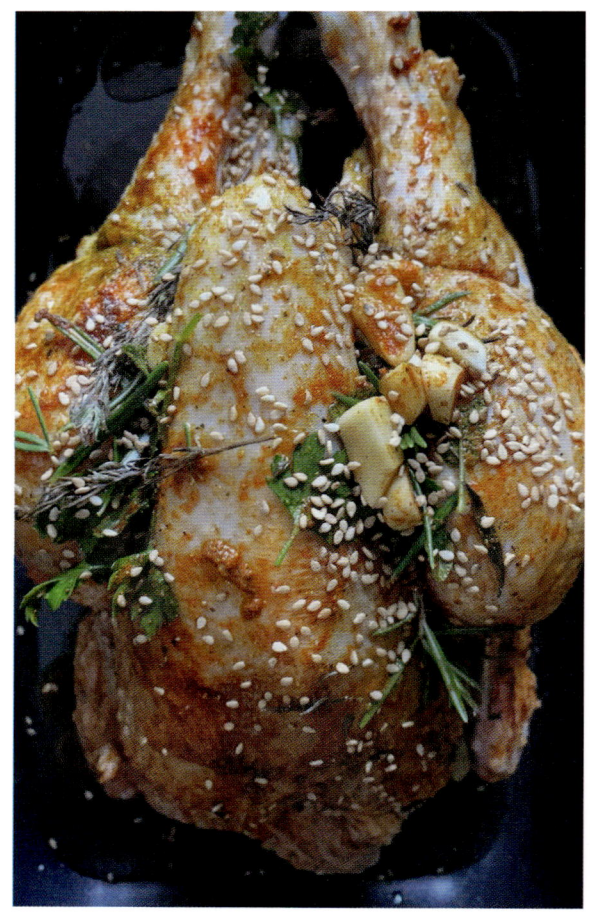

Lebensfreude

# Warme Ziegenkäsespagettini

## FÜR 4 PERSONEN

- 2 x 150g Ziegenfrischkäse z. B. Chavroux
- 1 EL Honig pro Teller
- Geröstete Sesamkerne
- Kartoffelpresse
- 1 Prise Liebe ❤

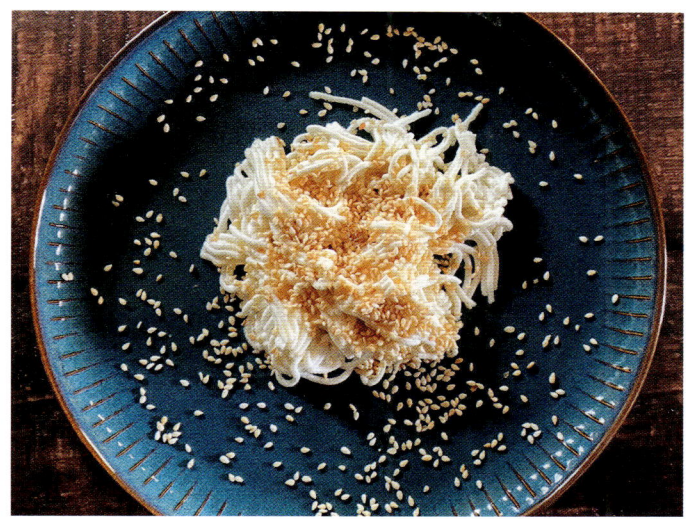

**TIPP:** Ein schnelles feines Dessert oder ein Käsegang zur Lebensfreude. Auch Menschen, die sonst keinen Ziegenkäse mögen, werden über den Geschmack überrascht sein. Man kann auch anderen Frischkäse benutzen. Himmlisch lecker.

## Zubereitung

1. Im Backofen den Grill bei 180° aufheizen.
2. Ziegenkäse in eine Kartoffelpresse füllen und auf 4 kleine flache Teller durchpressen.
3. Für 10 bis 12 Minuten die Teller in den Ofen schieben (obere Schiene). Aufpassen, dass der Käse nicht verbrennt.
4. Die heißen Teller mit einem Tuch herausholen. Den Honig mit einem Esslöffel ringförmig über den Käse träufeln und mit den gerösteten Sesamkörnern bestreuen. Sofort servieren.

# Sommerrollen

### FÜR 10 PERSONEN

- 1 gelbe frische Paprika
- 1 Salatgurke
- 2 bis 3 Karotten
- 100 g Rotkohl
- 100 g Glasnudeln
- 2 Frühlingszwiebeln
- ½ Bund frische Minze
- Sesamkörner geröstet Schwarzkümmel
- 20 x rundes Reispapier, 22 cm Durchmesser
- Schüssel lauwarmes Wasser
- Küchentuch
- 1 Prise Liebe ❤

### Erdnusssauce

- 60 g Erdnussbutter
- 2 EL Agavendicksaft oder Honig
- 2 EL Sojasoße
- 1 EL Sesamöl
- 1 TL Ingwer
- 1 bis 2 Knoblauchzehen
- 2 TL Siraracha (Chilisoße)
- Limette oder Zitrone

## Zubereitung

**Sommerrollen**

1. Gemüse und Kräuter waschen und trocken tupfen. Paprika, Salatgurke, Karotten und Frühlingszwiebel in dünne Stifte schneiden. Kerne der Gurke entfernen.
2. Rotkohl dünn raspeln. Minzblätter von den Stielen abzupfen.
3. Glasnudeln mit kochendem Wasser übergießen und 10 Minuten einweichen, anschließend in einem Sieb abtropfen lassen und mit einer Schere kleiner schneiden.
4. Ein nasses Küchentuch auf ein Schneidebrett vor sich ausbreiten. Immer zwei Reispapierblätter in das lauwarme Wasser für 10 Sekunden eintauchen und auf das nasse Tuch legen. Das Reispapier muss weich sein. Ich benutze gleich zwei Reispapiere aufeinander, dann reißen sie nicht so schnell. Glattstreichen.
5. In die Mitte des Reispapiers ein großes oder zwei kleine Minzblätter nebeneinanderlegen. Darauf zuerst etwas Glasnudeln legen, jeweils 2 bis 3 Stifte vom Gemüse platzieren und als letzte Schicht etwas Rotkohl legen.
6. Die Seiten vom Reispapier einschlagen und die Rolle fest zusammenrollen.
7. In der Mitte durchschneiden und auf einer Platte anrichten. Die Sauce mit auf die Platte platzieren.
8. Alle Rollen und die Sauce mit Sesam und Schwarzkümmel bestreuen.

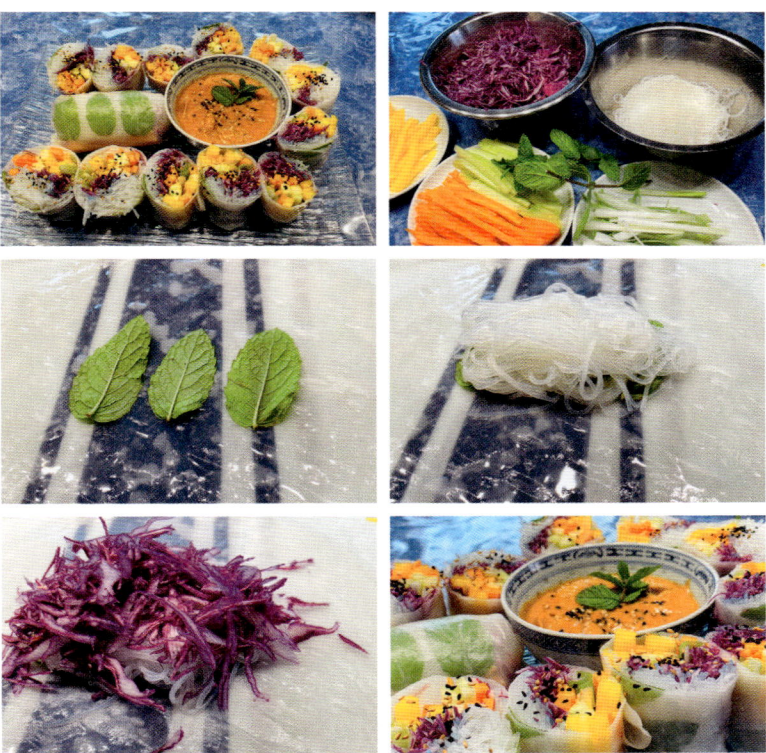

## Erdnusssauce

Alle Zutaten in einem Mixer miteinander gut verrühren. Mit etwas Wasser verdünnen, wenn die Konsistenz zu dick ist. In kleine Schüsseln füllen, mit einem Minzblatt dekorieren und im Kühlschrank kühl stellen.

**TIPP:** Es braucht etwas Übung, nach jeder Sommerrolle klappt es besser. Nur fest einschlagen. Sie können die Rollen auch mit Avocados oder anderem Gemüse, Fleisch oder Fisch füllen. Die halbierte Rolle in die Hand nehmen, etwas Erdnusssauce mit einem Teelöffel aufs Gemüse kleckern und hineinbeißen. Eine megagesunde und himmlische Genusserfahrung. Achtung: Suchtgefahr!

## Spargel nach Art der Bozener Sauce

**FÜR 4 PERSONEN**

- 800 g weißen Spargel
- 1 EL Butter
- ½ TL Zucker nach Belieben
- 1 Spritzer Zitronensaft
- Prise Salz

### Bozener Sauce

- 2 Eier
- 1 TL Dijonsenf oder Estragonsenf
- 2 EL Weißweinessig
- 1 EL Olivenöl
- 150 g Naturjogurt
- 1 Bund Schnittlauch
- Salz, Pfeffer
- ½ TL Gemüsebrühpulver oder 2 EL Gemüsebrühe
- 1 Prise Liebe ❤

**TIPP:** Wir servieren gern junge Kartoffeln dazu.

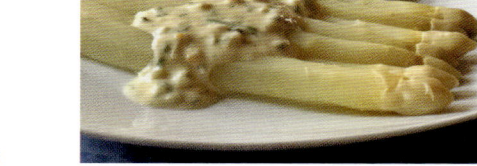

### Zubereitung

1. Eier ca. 6 bis 7 Minuten kochen. Das Eigelb sollte weich sein, aber nicht flüssig.
2. Den Spargel schälen und die holzigen Teile abschneiden.
3. Ein Drittel Wasser im schmalen Spargeltopf oder einem anderen Topf mit Salz, Butter und einem Spritzer Zitronensaft aufkochen, dann bleiben die Stängel schön weiß.
4. Den Spargel im Gitternetz hineingeben. Ca. 20 Minuten bei mittlerer Hitze kochen. Der Spargel sollte nicht zu weich sein.
5. Das Eigelb vom Eiweiß trennen. Das feste Eiweiß in kleine Würfelchen schneiden.
6. Eigelb mit einer Gabel zerdrücken und mit Senf, Essig, Olivenöl zu homogener Soße vermischen.
7. Joghurt beigeben und mit Salz, Pfeffer und Gemüsebrühpulver abschmecken.
8. Schnittlauch klein schneiden und unter die Soße heben. Etwas für die Garnierung beiseitelegen.
9. Die fertigen Spargelstangen auf die Teller nebeneinander verteilen und mit Bozener Sauce und Schnittlauch garnieren.

# Geschmack

## *Wer nicht genießt, ist ungenießbar*

### Schwester Teresa

Was gibt es Schöneres, als wenn es allen am Tisch schmeckt? Wie wichtig der Geschmackssinn ist, merkt man erst, wenn er vorübergehend beeinträchtigt ist. Da genügt oftmals nur ein Schnupfen und selbst das köstlichste Essen bereitet uns keinen Genuss mehr. Zum Genießen einer Speise tragen neben dem Geschmackssinn auch andere Sinne wie das Riechen, Sehen, Hören und Fühlen bei.

Ein Essen wird erst dann zum Genuss, wenn man es mit Freude, Vergnügen und Wohlbehagen auf sich wirken lassen kann. Eben dann, wenn wir es mit allen Sinnen genießen können. Genießen!

Ich weiß nicht, ob Sie schon mal geflogen sind. Es gab Zeiten in meinem Leben, wo ich sehr oft und sehr kurzfristig zu Fernsehsendungen eingeladen wurde und dann den nächsten Flug nehmen musste. Vor allem nach dem ersten TV-Auftritt bei »Schreinemakers live«, den über 5 Millionen Zuschauer gesehen hatten, wurde ich von Anfragen überhäuft. Die meisten Einladungen kamen unerwartet. Markus Lanz holte mich sogar von einem Tag auf den anderen aus dem Urlaub in Südtirol, weil es ihm wichtig war, dass ich dabei war. Ganz egal wohin und wie lange man fliegt, vor dem Start werden immer die gleichen Sicherheitshinweise vorgetragen. Am Ende kommt ein Satz, dass man im Falle eines plötzlichen Druckverlustes in der Kabine zuerst die eigene Sauerstoffmaske anziehen soll, bevor man anderen Mitreisenden oder Kindern hilft. Bei meinem ersten Flug war ich irritiert. Wie? Ich zuerst? Vor den Menschen, die ich liebe, und vor Kindern, die noch ihr ganzes Leben vor sich haben? »Ist das nicht egoistisch?«, dachte ich damals. Aber nein, ganz und gar nicht. Sondern logisch: Im halb erstickten Zustand kannst du wohl kaum irgendjemand anderem helfen, oder? Das Beispiel lässt sich sehr gut auf unseren Alltag und die restlichen Lebensbereiche übertragen. Jesus manifestiert es sogar: »Liebe Deinen Nächsten wie Dich selbst«. Was für ein wunderbares, befreiendes Wort.

Es ist kein Geheimnis: Wer sich selbst nicht liebt, dem wird es schwerer fallen andere zu lieben, und wer sich selbst keinen Genuss gönnt, gönnt meistens den anderen auch nichts. Leider trifft es auf manche Menschen zu: »Wer nicht genießt, ist ungenießbar!«

Die Eigenliebe ist also genauso wichtig wie die Nächstenliebe. Früher wurde Eigenliebe eher negativ verstanden und oft mit Egoismus verwechselt. Aber Liebe ist der Ursprung und die Grundlage unseres Lebens. Uns selbst wertzuschätzen und uns wohlzufühlen in unserer Haut, gerne zu tun, was man tut, und sich kleine Pausen zum Entspannen und Genießen zu gönnen – das ist lebensnotwendig! Darum betonen auch Psychologen wie Dr. Reiner Lutz, dass Genuss ein elementarer Bestandteil der Selbstfürsorge ist.

Mein persönliches Motto seit vielen Jahren ist: Jeden Tag etwas Gutes für jemand anderen tun, aber auch jeden Tag etwas Gutes für sich selbst tun! Genuss ist für mich mehr als die Freude an einem leckeren Essen, Genuss ist für mich die Freude am Leben.

Jeder hat seinen eigenen subjektiven Geschmack. Warum können manche Menschen dennoch nicht genießen oder so ungenießbar sein? Fest steht: Menschen, die gestresst sind oder denen es seelisch nicht gut geht, fällt es oft schwer zu genießen. Wir sehen oft das Äußere, aber nicht was in einem Menschen vorgeht und worunter er leidet. Dass es ihnen schwerfällt, zu genießen, hängt auch oft mit ihrer Erziehung zusammen. Ein Pfleger erzählte mir, der meistgehörte Satz seiner Kindheit war, den er immer gesagt bekam, wenn er gerade ins Spielen vertieft war: »Hast wohl weiter nichts zu tun.« Während wir in jeder Lebenslage versuchen, bestmöglich zu funktionieren, effizient zu arbeiten und Ergebnisse zu produzieren, bleibt eine ganz wichtige Sache auf der Strecke, die das Leben ausmacht: das Leben zu genießen!

Laut einer Umfrage eines Marktforschungsinstituts sagen 91 % der Deutschen, dass Genuss das Leben überhaupt erst lebenswert macht. Aber die meisten Menschen sind nicht imstande dazu, sie kommen aus ihrer Hektik, den Pflichten und dem Zeitdruck gar nicht mehr heraus. 81 % aller Befragten waren sogar der Meinung, sie müssten sich Genuss durch zuvor erbrachte Leistungen verdienen. Als wäre es nicht in Ordnung, es sich einfach mal gut gehen zu lassen. »Das Genuss-Gen der Deutschen ist defekt«, fasste die Psychologin Ines Imdahl die Ergebnisse der Studie zusammen. Gerne würde ich in die Welt hinausschreien: »Braucht es wirklich erst einen Schicksalsschlag, Krebs oder eine andere Erkrankung, einen Verlust oder Unfall, um umzudenken und anzufangen, das Leben zu genießen?«

Wie dankbar war ich, dass ich während der Chemotherapie keine Übelkeit hatte und mein Geschmackssinn nur ganz wenig in Mitleidenschaft genommen wurde. Ich musste zwar alles erst auf meiner Zunge kosten, um zu spüren, ob ich es essen und vertragen würde. Ich genoss, was mir schmeckte, und hatte meinen Spaß daran, alles zuzubereiten. Das Genießen muss ich mir nicht erst erlauben, sondern ich experimentierte mit meinen Sinnen und den Gerichten und daraus erwuchs pure Lebensfreude. Ich schaute, roch, hörte und schmeckte, betrachtete die Farben, die Struktur der Lebensmittel. Ich schob jeden einzelnen Bissen auf meiner Zunge hin und her. Ich nahm mir die Zeit zum Genießen.

Eine kleine Genuss-Pause ist eine sehr einfache Möglichkeit, dir positive Gefühle zu verschaffen. Das genüssliche Verkosten einer Speise ist das Gegenteil von blanker Energiezufuhr. Während meiner Krankheit lernte ich wieder neu, mir Zeit zu nehmen, denn ich hatte nun alle Zeit der Welt. Wenn man sich Zeit nimmt, um eine Speise aufmerksam und genussvoll zu essen, bleibt ein wunderbarer Nachgeschmack, weil man nicht abgelenkt ist. Genießen gelingt, wenn ich ganz bei der Sache bin. Solche achtsamen Genussmomente sind herrlich und köstlich und man fühlt sich immer beschenkt.

Und das ist doch unser Leben, ein Geschenk! Niemand hat gesagt, dass es immer leicht sein würde oder dass man es immer so empfinden kann. Es kann sich zwischenzeitlich eher wie eine Bestrafung anfühlen, wenn das Schicksal oder Menschen es nicht gut mit uns meinen. Und doch sind wir letztendlich selbst der Regisseur, der mitentscheiden kann, welche Art von Film aus unserem Dasein gedreht und gespielt wird: weil wir zugleich die Hauptdarsteller unseres Lebens sind. Gott beschenkte uns mit dem unglaublich Größten, wozu Liebe fähig ist: mit der bedingungslosen Freiheit der Selbstbestimmung. Und obwohl ER uns durch und durch kennt, ist jeder von uns Sein größtes Hobby geblieben. ER ist und bleibt verrückt nach uns. ER geht den Weg mit uns, den wir wählen, und greift nur ein, wenn wir es Ihm erlauben. ER ist eben ein Gentleman und liebt uns grenzenlos und jeden am allermeisten.

ER hat halt den besten Geschmack, Himmel mit allen Sinnen.

*Der Duft, der in die Nase steigt.*
*Das Aroma des Augenblicks.*
*Der Geruch, der betört.*
*Das Schmecken des ersten Bisses.*
*Der Balsam am Gaumen.*
*Die Würze, die kitzelt.*
*Die Schärfe, die prickelt.*
*Die Lust am Süßen zum Anbeißen.*
*Die Zartheit, die zerschmilzt.*
*Der Geschmack, wie er sich entfaltet.*
*Alles Momente der Freude.*

# Was ist Schmecken?

*Prof. Dr. med. Jalid Sehouli*

Das Schmecken beginnt nicht erst, wenn die Speise unseren Mund und unsere Zunge mit ihren 2000 bis 5000 Geschmacksknospen berührt. Es beginnt schon viel früher. Sobald wir an eine bestimmte Speise denken, beginnt das Schmecken, da bestimmte Neuronen im Gehirn aktiviert werden, die mit dem sog. limbischen System, dem Speicherort unserer Emotionen, direkt und über indirekte Mechanismen verbunden sind. Diese können über sog. Botenstoffe andere Organe wie Drüsen aktivieren. Jeder von uns kennt das: Wenn wir beispielsweise an unsere Lieblingsspeise denken, läuft uns das (Speichel-)Wasser im Mund zusammen. Verschiedene Studien konnten zudem zeigen, dass bestimmte Botenstoffe (Endorphine) auch Glücksgefühle auslösen können.

Das Ertasten durch unsere Finger, den Mund und die Zunge liefert unschätzbare zusätzliche Impulse. Auch das ist vielleicht der Grund dafür, warum uns selbstgemachte Speisen am besten schmecken. Unser Geschmacksempfinden ist durch unsere Erfahrungen in der Kindheit, aber auch evolutionsgeschichtlich stark geprägt. Unsere große Vorliebe für süße Nahrungsmittel ist genetisch bedingt. Der süße Geschmack half unseren Vorfahren, energiereiches Essen zu erkennen. Die Abneigung gegen sehr bittere Speisen rührt wohl daher, dass viele giftige Pflanzen Bitterstoffe enthalten.

Die Zunge ist über den Rachenraum mit der Nase verbunden. Über die Riechschleimhaut werden Duftmoleküle aus der eingeatmeten Luft aufgenommen, die dann über die Riechnerven an den Riechkolben und dann weiter zu bestimmten Riechzentren im Gehirn geleitet werden. Wenn wir Hunger haben, wird unsere Nase empfindlicher. Das Essen riecht somit besser und intensiver.

Verglichen mit Tieren hat der Mensch nur wenige Geschmacksknospen. Als junger Mensch starten wir mit etwa 9.000 Geschmacksknospen. Als Erwachsener haben wir noch etwa 4.000. Bei einigen Erwachsenen lassen sich nur noch 900 Knospen finden.

Pflanzenfresser wie das Pferd haben etwa 35.000 Geschmacksknospen, Kälber und Schweine etwa 10.000 mehr, Hunde und Vögel deutlich weniger. Neben den Geschmacksknospen kommt dem Gehirn bei der Interpretation der Geschmäcke die herausragende Bedeutung zu. Während der Mensch den Tieren bei vielen Sinnen unterlegen ist, ist er ihnen im Geschmack überlegen.

Viele Menschen scheinen aber ihren evolutionären Vorteil nicht zu nutzen und konzentrieren sich allzu sehr auf Kalorien und Energien. So ignorieren sie Aspekte der Achtsamkeit und der Lebensfreude.

Trotz der Verminderung der Knospen und Rezeptoren kann man auch in zunehmendem Alter lernen, besser und intensiver zu schmecken und zu genießen. Hierfür sollten wir alle unsere Sinne nutzen. Eine saftige Tomate sollten wir mit Genuss anschauen, sie nahezu anhimmeln, sie zart berühren, mit aller Kraft daran riechen und sie erst dann schmecken. Das versuchen wir nun in einer Riech- und Schmeckschule für Krebspatienten an der Charité umzusetzen, wo wir mit speziellen Düften und Aromen Patientinnen das Riechen und Schmecken wieder erlebbar machen. Hierzu haben wir über ihre Erfahrungen mit vielen Betroffenen, aber auch mit medizinischen Expertinnen und Experten aus der Krebsmedizin, Neurologie und Hals-Nasen-Ohren-Heilkunde, aber auch mit Feinschmeckerinnen, Köchinnen und Sommeliers gesprochen und ein spezielles Programm mit einer exklusiven Parfümerie aus Berlin entwickelt. Dabei nutzen wir auch die Techniken des kreativen Schreibens, um die empfundenen Emotionen, aber auch Fortschritte festzuhalten und zu artikulieren. Hier ein Beispiel aus der kreativen Arbeit:

## *Der Fisch und die Melone: Die kleine Gedankenreise aus der Riech- und Schmeckschule*

Haben Sie Lust auf eine kleine Gedankenreise? Dann setzen Sie sich entspannt hin, lassen Sie Ihre Schultern fallen, atmen Sie tief durch die Nase ein und mit dem Mund wieder aus, insgesamt dreimal. Werden Sie von Mal zu Mal langsamer, entschleunigen Sie einfach. Jetzt kreisen Sie im Mund mit Ihrer Zunge und berühren Sie von Innen Ihre Wangen und Lippen. Atmen Sie wieder einmal tief durch die Nase ein und lassen Sie die Luft über Ihren Mund wieder raus.

Stellen Sie sich vor, es ist heiß, sehr heiß, Sie laufen seit Stunden an einem Meeresstrand, das Azurblau und das Sonnengelb verschmelzen und schenken Ihnen Kraft und Freude. Mit nackten Füßen laufen Sie im feuchten und warmen Sand. Der salzige Meeresduft und die heiße Sonne machen Durst und Appetit zugleich. Alles würden Sie jetzt für eine kühle Wassermelone geben. Plötzlich bewegt sich im Wasser etwas. Ein wunderschöner Fisch, der immer weiter aus dem Wasser in Ihre Richtung schwimmt, stellt Ihnen drei Fragen:

- Wie groß soll die Wassermelone sein? Wie groß ist sie jetzt?
- Welche Farbe soll sie haben? Welche Farbe sehen Sie jetzt?
- Wie süß soll sie sein? Wie schmeckt sie jetzt?

Bitte beantworten Sie dem Fisch diese drei Fragen. Vielleicht passiert dann etwas Sonderbares.

Was Leib und Seele brauchen

# Festtagslachs mit Meerrettichkruste

## FÜR 4 PERSONEN

- 4 Lachsfilets ca. 150 g pro Person
- 50 g Butter
- 50 g Semmelbrösel
- 50 g frisch geriebenen Meerrettich oder
- scharfer Meerrettich aus dem Glas
- Salz, Pfeffer
- Zitronensaft
- 1 Prise Liebe ❤

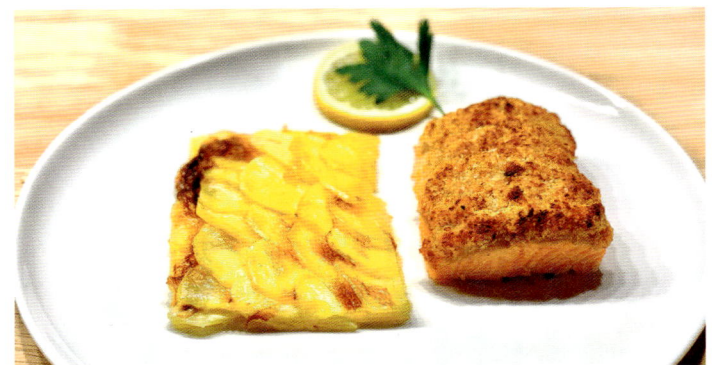

## Zubereitung

1. Den Meerrettich frisch reiben.
2. Die zimmerwarme Butter mit den Semmelbröseln und dem geriebenen Meerrettich verrühren und mit Salz und Pfeffer abschmecken.
3. Den Grill auf 180° vorheizen.
4. Lachsfilet waschen, trockentupfen, mit Zitronensaft beträufeln. Die Merrettichpanade auf den Fisch legen und etwas andrücken.
5. Die Filets auf ein Backblech mit Backpapier setzen und auf der zweiten Schiene unter den Grill schieben. Nach 8 bis 11 Minuten sollte der Fisch fertig sein und die Kruste knusprig – oder wie wir gerne sagen: rösch.

**TIPP:** Wir servieren den Lachs zu besonderen Gelegenheiten, zusammen mit Kartoffelgratin, Couscous und einer Basilikumsauce oder angerichtet auf meinem Fenchelgemüse (siehe Lieblingsessen). Himmlisch ...

# Thunfisch-Sashimi

## FÜR 4 PERSONEN

- 400 g Thunfisch in Sashimi-Qualität
- ½ Fenchel
- 6 Cherry Tomaten
- 2 Tl frischen Ingwer gerieben
- 8 Minzblätter
- 1 EL getrocknete Cranberrys oder Rosinen
- Sojasauce
- Balsamicoessig
- Olivenöl
- 1 Prise Liebe

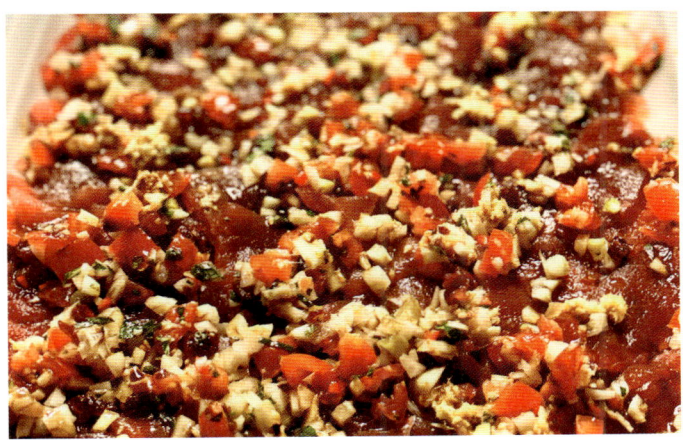

## Zubereitung

1. Für den Belag den Strunk des Fenchels ausschneiden und in sehr kleine Stücke schneiden. Ebenso die Tomaten, die Cranberries und die Minzblätter kleinschneiden. Den Ingwer schälen und reiben.
2. Den Thunfisch in sehr dünne Scheiben schneiden oder alternativ in Klarsichtfolie dünn ausklopfen und auf einer Platte anrichten.
3. Mit dem Fenchel, Ingwer, Tomaten und Cranberrys bestreuen.
4. Großzügig mit Sojasauce, Balsamicoessig und Olivenöl beträufeln und mit Minze bestreuen.

**TIPP:** Der Thunfisch sollte sehr frisch sein, so wird es ein himmlischer Geschmack und ein Vergnügen.

# Jalids orientalische Lammhackbällchen

### FÜR 4 PERSONEN

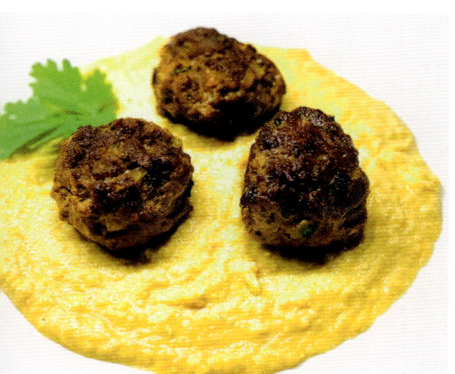

### Orangenhummus

- 1 Dose Kichererbsen
- 1–2 Knoblauchzehen
- 80–100 g Tahina (Sesampaste aus dem Glas)
- 1/2 Bio-Orange (Abrieb und Saft)
- 2 EL Olivenöl
- 1 EL Rosenwasser
- 1 Prise Liebe ❤

### Hackbällchen

- 500 g Lammgehacktes od. Rindfleisch
- 2 Bund Koriander
- 1 EL Kurkuma
- 2 EL gehackte Petersilie
- 2 Eier (Gr. M)
- 2 Zwiebel
- 2 EL Semmelbrösel
- Salz, Pfeffer, Edelsüßpaprika,
- gemahlener Kreuzkümmel nach Belieben

## Zubereitung

1. Die Knoblauchzehen schälen.
2. Kichererbsen mit Tahina, dem Orangenabrieb und -saft sowie mit einem Schuss Rosenwasser und 2 EL Öl mit einem Stabmixer pürieren. Je nach Geschmack etwas Salz dazugeben.
3. Das Lammgehackte mit dem zerkleinerten Koriander, dem geschlagenen Ei, den Semmelbröseln und etwas Kümmel, Salz und Pfeffer verkneten. Nun können die Hackbällchen geformt werden und in der vorgeheizten Pfanne etwa für 10 Minuten bei mittlerer Hitze gebraten und warm serviert werden.

Schwester Teresa hat das Gericht nachgekocht. Sie schwärmte von dem Geschmack!

## Trauben-Käsesalat

- 100 g grüne oder blaue kernlose Trauben
- 30 g gehackte Walnusskerne
- 100 g Appenzeller Käse
- 1 Tl Dijonsenf
- 2 El Walnussessig
- 1 El Olivenöl
- 1 Tl Agavendicksaft oder Honig
- Salz, Pfeffer
- 1 Prise Liebe ❤

### Zubereitung

1. Die Trauben waschen und halbieren.
2. Käsewürfel schneiden.
3. In einer Schüssel die Marinade aus Senf, Olivenöl, Walnussessig und Agavendicksaft verrühren, mit Salz und Pfeffer abschmecken und die Trauben und den Käse darin marinieren.
4. Auf einer kleinen Platte oder dem Teller anrichten und mit den Kernen bestreuen.

**TIPP:** Ein wunderbarer Salat, den man aus Käseresten machen kann. Einfach himmlisch.

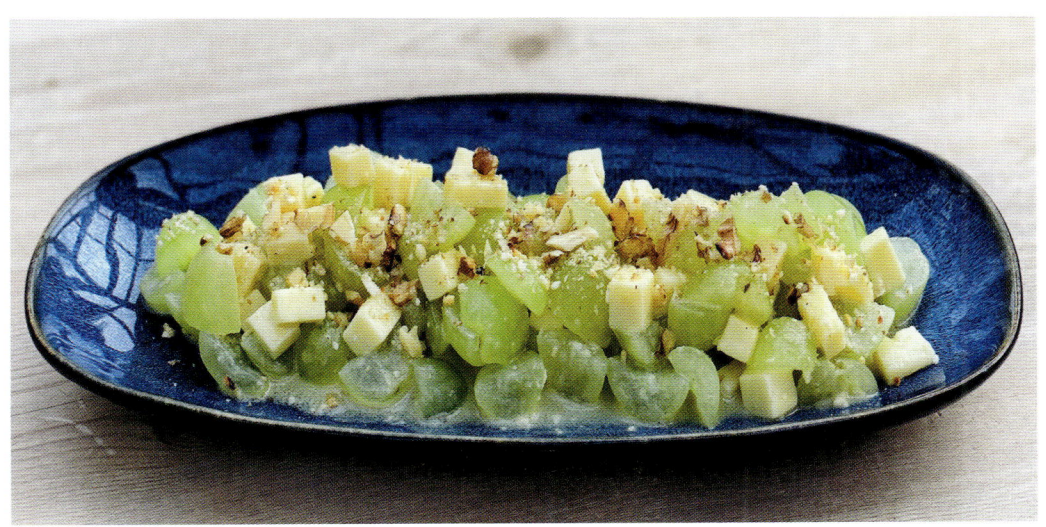

# Liebe

## Ohne eine Prise Liebe geht es nicht

### Schwester Teresa

»Ohne die Liebe ist alles nichts« wert, ohne die Liebe ist es verkehrt!«, heißt ein Liedvers meines Paulus-Musicals, angelehnt an den Worten aus dem »Hohelied der Liebe«. Und das trifft natürlich auch auf das Kochen und Essen zu. Liebe geht nicht nur durch den Magen, sie ist die wichtigste Würze überhaupt. Deshalb steht in jedem Rezept dieses Buchs die »Prise Liebe« dabei. Wie ich anfangs schon erwähnt hatte, können wir Gott auch durch das Kochen und Essen ehren. ER hat alles für uns geschaffen und in dieser Fülle ist sie ein Zeichen Seiner unendlich großen Liebe zu uns.

Für mich ist die Liebe das Schönste, für das es sich zu leben lohnt. Mein Ziel ist es, der vollkommenen Liebe entgegenzutreten. Der puren Liebe nahezukommen. Der göttlichen Liebe zu begegnen und in ihr zu verschwinden. Bis dahin möge sie mich täglich lehren, in lebensbejahender Zuversicht zu leben und den Tod und das Loslassen nicht zu fürchten.

Liebe, davon bin ich fest überzeugt, kann verändern, heilen und sogar Wunder vollbringen. Sie ist stärker als Angst und stärker als der Tod, heißt es in der Bibel. Liebe lässt leben, lässt los und lässt zu. Sie nimmt nicht, sondern gibt. Sie erweckt. Sie ist mutig, geheimnisvoll und unbegreiflich. Sie verhält sich nicht logisch. Sie ist bedingungslos. Sie ist eine Urkraft. Sie ist der Höhepunkt menschlicher Sehnsucht. Die Liebe ist noch größer als das Gefühl, angenommen zu sein und heimzukommen. Denn wer geliebt wird, lernt lieben. Lernt, sich anzunehmen. Lernt zu vergeben, zu wachsen, sich zu überwinden. Wer liebt, macht sich verletzlich. Wer liebt, kann retten oder alles verlieren. Wahre Liebe ist mutig. Und manchmal genügt ein Augenblick, eine Entscheidung, um alles zu verändern.

Ich habe die Entscheidung getroffen, noch viel bewusster mein Leben zu leben. Dankbarer, trostvoller, intensiver. Vielleicht verändert eine solch schwere Krankheit, wie ich sie durchstehen musste, tatsächlich alles. Jemand sagte genau diesen Satz zu mir: Alles wird sich ändern. Ich fand das anfangs erschreckend, denn ich liebte auch mein vorheriges Leben närrisch.

Nun bin ich tatsächlich dabei, vieles anders zu sehen und zu machen. Aber ich werde sicher nicht fanatisch und zwanghaft darin werden, mich gesund ernähren zu wollen. Leider kenne ich Menschen, die sich in das Thema »gesunde Ernährung« völlig reinsteigern und jeden bekehren wollen. Ärzte haben in der selbstzerstörerischen Weise, nur noch »gesund« zu essen, eine seelische Zwangserkrankung entdeckt, die auch einen komplizierten Namen hat: *Orthorexia nervosa*, kurz Orthorexie – was so viel bedeuten soll wie »krankhaftes Streben, sich gesund zu ernähren«. Die Betroffenen zwingen sich zu gesunder Ernährung und haben Angst, durch ungesunde Ernährung krank zu werden. Sie definieren dabei selbst, was für sie als gesund gilt. Die Krankheit macht die Betroffenen sehr einsam: Oft können sie nicht mehr an den gemeinsamen Essen und Feiern mit ihrer Familie teilnehmen oder lehnen Einladungen ab, aus Angst, dass dort unbekannte und »ungesunde« Speisen serviert werden.

Übertreibung jeglicher Art macht nicht gesünder, eher das Gegenteil, zu »gesund« kann genauso krank machen. Wer zum Beispiel aus Angst vor Verunreinigungen nur noch »gesundes« rohes Gemüse und Rohkost isst, wird aufgrund der einseitigen Ernährung starke Mangelerscheinungen bekommen. Auch wenn wir noch so gesund leben, werden wir dennoch eines Tages sterben.

Gott zeigte mir stattdessen diesen froh machenden, fantasiereichen und bodenständigen Weg der Lebensfreude: tiefe Dankbarkeit, gemixt mit der großen »Prise Liebe« ergibt Lust auf pfiffige, gesunde Gerichte. Ohne Druck und Zwang.

Vielleicht entspringt diese Liebe aus dieser nie versiegenden Quelle meines Glaubens, etwas Schönes für Gott und damit für die Menschen zu tun. Das habe ich mir von diesem wundervollen Gott abgeschaut. ER ist immer verschwenderisch mit SEINER göttlichen Liebe. Sie ist in jedem Herzen vorhanden, kommt von Herzen und kann nie überdosiert werden. Manchmal muss sie wieder geweckt werden. Aber man schmeckt sie immer heraus, denn sie trägt dieses einzigartige Aroma, das Dr. Jalid und ich »Himmel im Mund« nennen.

*Guten Appetit!*

*Es ist die Liebe,
die Du schmeckst.
Weil Du meine Freude weckst.*

*In allem, was Du isst,
hineingelegt.
Drum ist mein Herz so froh bewegt.*

*Sie ist die Kleinigkeit,
die anders ist.
Weil Du etwas Besondres bist.*

*Sie liebt die Liebe,
liebt so sehr.
Alles gibt sie für Dich her.*

*Drum genieße,
ihre Kraft.
Sie weckt die pure Leidenschaft.*

*Sie ist geschenkt,
und einfach da.
Wo Liebe kocht, ist Gott ganz nah.*

# Kochen mit Herzklopfen

## Prof. Dr. med. Jalid Sehouli

Das Selberkochen war mir vor einigen Jahren eher fremd. Daher war ich sehr aufgeregt, als ich Adak, meine spätere wunderbare Frau, zum Essen in meine damalige Wohnung im Norden Berlins, im grünen Hermsdorf, eingeladen hatte. Ich konnte überhaupt nicht kochen, zumindest nicht so, dass ich Adak hätte beeindrucken können, und das wollte ich auf jeden Fall. Ich wollte Adak mit meinen Kochkünsten imponieren, wollte sie überraschen. Doch ich wusste, dass ich nicht viel Zeit haben würde, um zu experimentieren, und außerdem war klar, dass es sowieso knapp wird, da am nächsten Tag eine lange Operation bei einer 34-jährigen Patientin mit einem fortgeschrittenen Eierstockkrebs anstand.

Also überlegte ich hektisch hin und her. Irgendwie musste ich mir Know-how, also echte Kochkompetenz, einkaufen.

So rief ich einen Freund, damals mein Doktorand, Khaled aus Marrakesch an und bat ihn, mir ein sicheres und leicht umsetzbares Rezept aus der marokkanischen Küche zu nennen, das so leicht war, dass auch ich es mit meinen wenigen Fertigkeiten zu einem Festschmaus machen konnte. Ich freute mich, dass Khaled mir ein schnelles Fischgericht mit Kurkuma, Petersilie und Ingwer und etwas Sesam empfahl. »Da kann nicht viel schiefgehen«, war sein letzter Kommentar. Ich malte mir schon aus, wie ich das Essen auch visuell präsentieren könnte. Orientalische Fliesen als Untersetzer, schöne Blumen, dazwischen beste spanische grüne und schwarze Oliven, Zitronenscheiben, türkische Lorbeerblätterrollen, libanesischer Hummus.

Als ich mit meinem gastronomischen Puzzle in meinem Kopf fast zu Ende war, ereilte mich jedoch eine kleine Unsicherheit, ob der Fisch wirklich ausreichen würde, um Adak ausreichend zu beköstigen. Die Unsicherheit wurde größer, sodass ich den Arzt Kai Bühling in Hamburg anrief, denn ich wusste, dass er selbst sehr gerne italienisch kochte. Ratatouille mit Pilzen und Aubergine und Scampi war sein Geheimrezept. »Da kann nicht viel schiefgehen«, war auch sein letzter Kommentar, bevor wir das Telefonat beendeten.

Es kam der Tag der Einladung. Die Operation war erfolgreich zu Ende. Es waren noch drei Stunden, bis Adak kommen sollte. Ich besuchte noch schnell die Patientinnen auf der Intensivstation, die ich in den vorherigen Tagen operiert hatte, und beeilte mich, alle Teile meines gastronomischen Puzzles zu besorgen. Ich eilte im Hexentempo nach Hause und mir gelang es, den Fisch, das Ratatouille und die Deko nahezu parallel anzurichten. Adak verspätete sich zum Glück, sodass ich noch die vielen Spuren meines Kochversuches einigermaßen verwischen konnte.

Es sah großartig aus, wunderschön angerichtet, ein buntes Weltorchester der Speisen, dazu in vornehmen Weingläsern biologisch angebauter Kirschsaft aus Brandenburg. Wir aßen, nein wir zelebrierten die Speisen. Ich war stolz: Ich hatte es geschafft, Adak zu beeindrucken und zu überraschen.

Aber eins muss ich in der Retrospektive zugeben: Es sah deutlich besser aus, als es letztendlich schmeckte. Und heute kenne ich auch die Antwort: Kochen braucht tolle Rezepte, aber noch wichtiger ist, dass man sich auch mit den Speisen beschäftigt, sich mit den Zutaten und Gewürzen auskennt, den Speisen mit Wertschätzung begegnet und dem Zusammenspiel der Naturalien ausreichend Zeit schenkt, damit sie sich aneinander gewöhnen und verlieben können. Erst dann wird ein Essen zum wahren Festmahl! Aber es war dennoch ein wunderbares und so unvergessliches Ergebnis, denn manchmal geht es gar nicht um das Ergebnis, sondern um die Absicht und den Prozess!

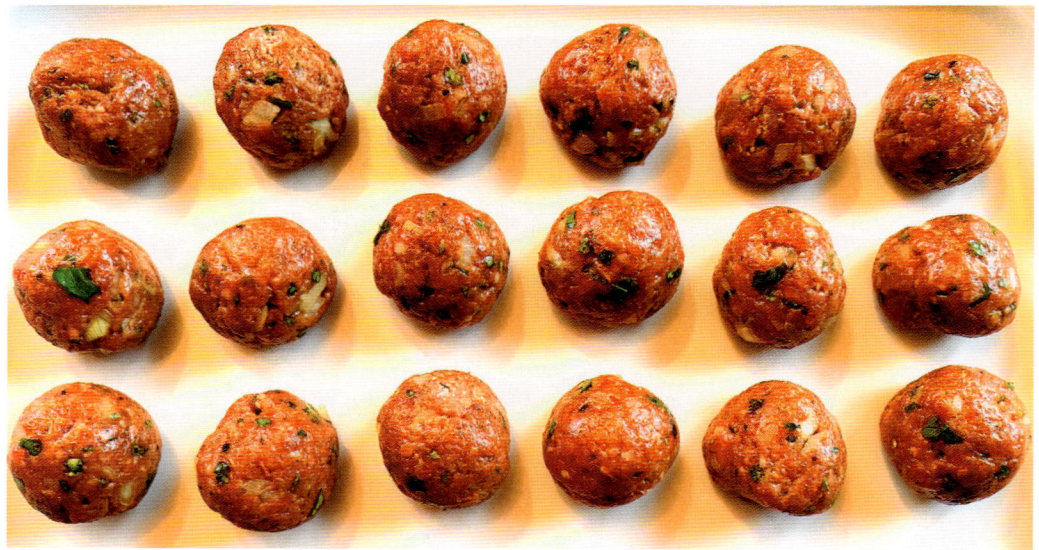

Schwester Teresas Lammhackbällchen nach Rezept von Prof. Sehouli, Seite 142

# Feigentraum

- getrocknete Feigen
- Rotwein oder roter Traubensaft
- Thymian
- 1 TL Honig
- Zimt nach Belieben
- 1 Prise Liebe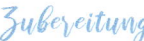

## Zubereitung

Die getrockneten Feigen mit allen Zutaten in einen Topf geben mit Rotwein oder Saft bedecken und ca. 30 bis 45 Minuten köcheln. Die Früchte herausnehmen, in einer Schale anrichten und den Sud weiter zu einem Sirup einkochen. Über die Feigen träufeln und kühl stellen.

**TIPP:** Wahrlich ein köstliches Gericht, das himmlisch schmeckt, hervorragend zu Käse oder als Snack zwischendurch ist und dabei wunderbar die Verdauung fördert. Hält sich gekühlt wochenlang im Kühlschrank. Nur bei uns Genießern nicht.

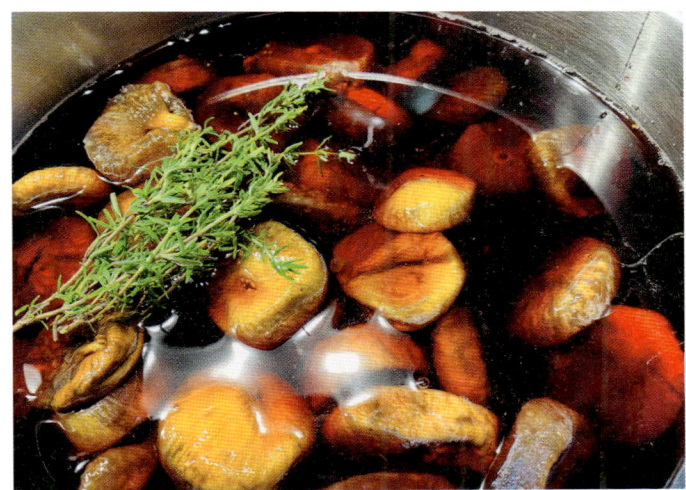

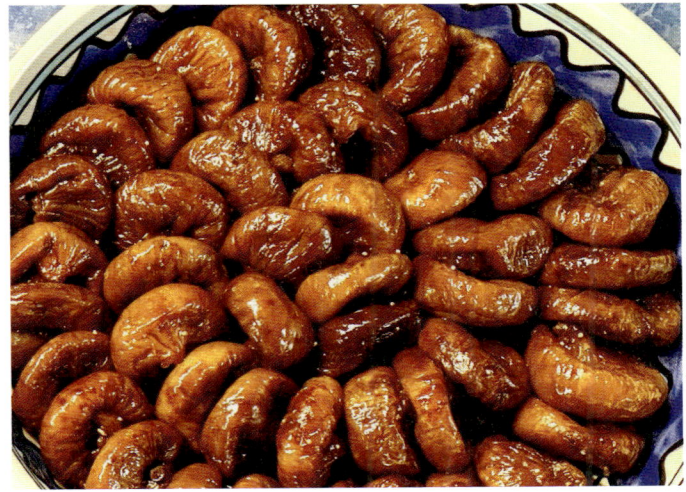

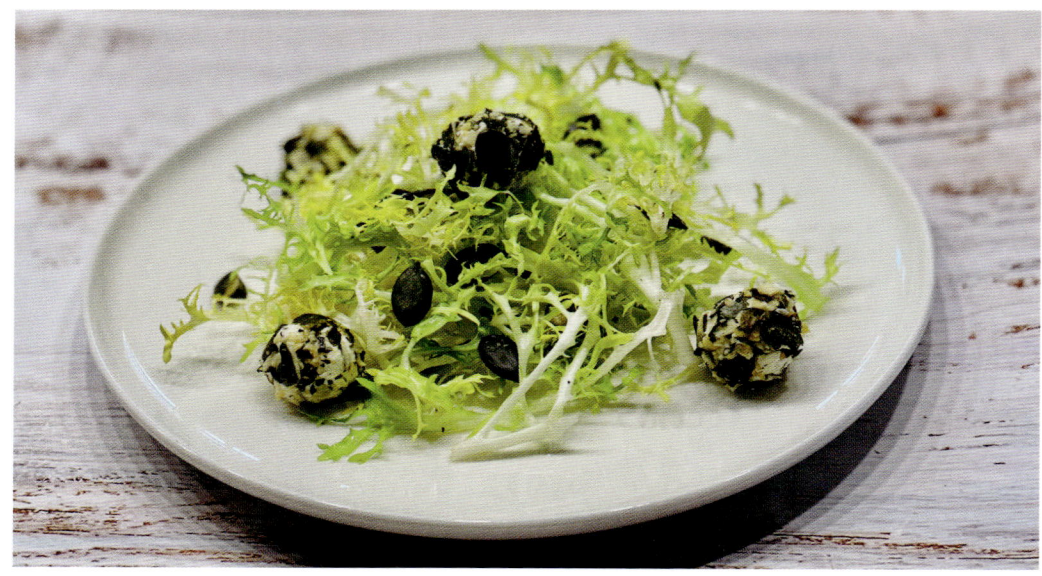

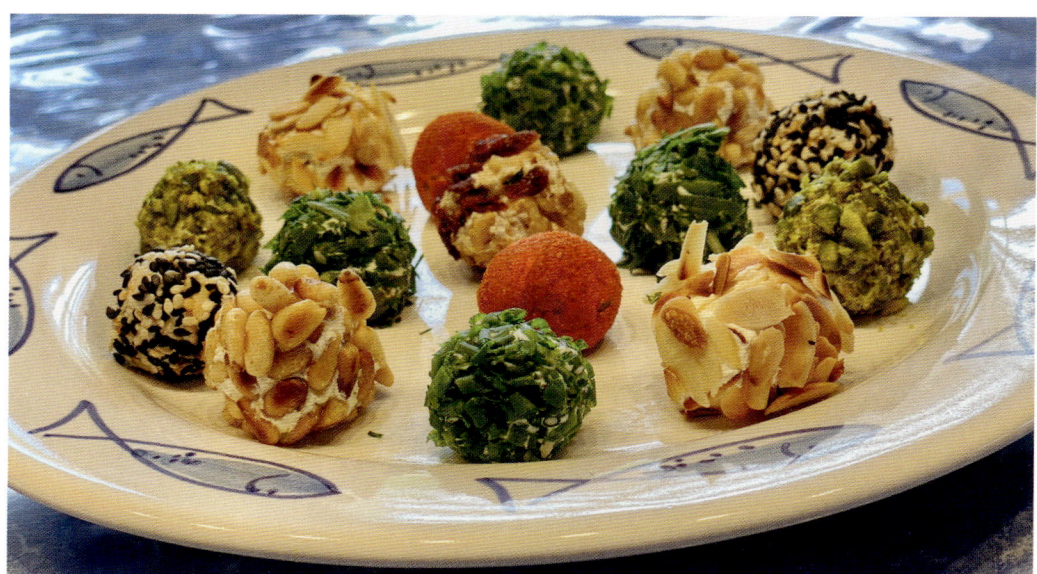

# Frischkäsebällchen mit Friséesalat

## FÜR 4 PERSONEN

- 1 Kopf Friséesalat
- 100 g Ziegenfrischkäse
- geröstete Kürbiskerne
- 4 EL Himbeeressig
- 2 EL Olivenöl
- 1 TL Dijonsenf
- Salz, Pfeffer
- 1 Prise Liebe

### Zubereitung

1. Den Friséesalat waschen, schleudern und in kleine Stücke rupfen. Die äußeren groben Blätter nicht benutzen.
2. Die gerösteten Kerne kleinhacken und in eine Schüssel füllen.
3. Etwas Ziegenfrischkäse mit einem runden Kirschentkerner oder kleinem Teelöffel zu kleinen Bällchen formen und in den Kürbiskernen wälzen.
4. Den Senf mit dem Himbeeressig, Olivenöl, dem Salz und Pfeffer zu einer Vinaigrette rühren.
5. Die Friséeblätter durch die Marinade ziehen und auf Tellern anrichten. 3 bis 4 Käsebällchen dazulegen und mit einigen Kürbiskernen belegen.

**TIPP:** Eine wunderbare Vorspeise, die ein Lächeln aufs Gesicht zaubert und der Auftakt für ein Menü sein kann. Sie können auch jeden anderen Frischkäse benutzen und die Bällchen für verschiedene Gelegenheiten zubereiten. Hier noch eine kleine Auswahl: Sesam, Walnüsse, Pistazien, Pinienkerne, Mandelsplitter, Schnittlauch, Rucola, Paprika, Cranberrys, Nüsse immer rösten.

## Knusprige Hühnerbeinchen auf Blechgemüse

### FÜR 4 PERSONEN

- 4 Hühnerschlegel
- 3 frische Paprika gelb, rot, orange
- 2 Zucchini
- 200 g Cherry- oder Kirschtomaten
- 3 Knoblauchzehen
- 1 Süßkartoffel nach Belieben
- 6 EL Olivenöl oder nach Belieben
- Kräuter der Provence
- 3 frische Rosmarin und Thymianzweige
- Salz, Pfeffer nach Belieben
- 300 ml Gemüsebrühe
- 250 g Basmatireis
- Salz, Pfeffer, Paprika, Edelsüß
- Honig
- Sojasoße
- 1 Prise Liebe ❤

### Zubereitung

1. Hühnerschlegel waschen und trocken tupfen.
2. Mit Salz, Pfeffer und Paprika nach Belieben einreiben..
3. Die Honig-Sojasoße verrühren und die Hühnerschlegel damit bepinseln..
4. Gemüse waschen, putzen. Paprika in große Würfel schneiden.
5. Zucchini halbieren und vierteln, in ca. 5 cm lange und 1,5 cm Stäbchen schneiden, Süßkartoffel in Pommes-Frites-Stäbchen schneiden.
6. Knoblauchzehen schälen und in dünne Scheiben schneiden.
7. In einer Schüssel das Gemüse mit dem Olivenöl übergießen und vermengen.
8. Auf ein tiefes Backblech legen und mit den Kräutern bestreuen.
9. Backofen auf 200° Ober-/Unterhitze vorheizen.
10. Die Schlegel auf das Gemüse legen, mehrmals mit der Honig-Sojasoße bepinseln. Ca. 45 bis 50 Minuten auf mittlerer Schiene garen.
11. Nach 20 Minuten das Gemüse mit der Brühe übergießen. Nach 30 Minuten das Gemüse mit einem Löffel wenden.

Liebe

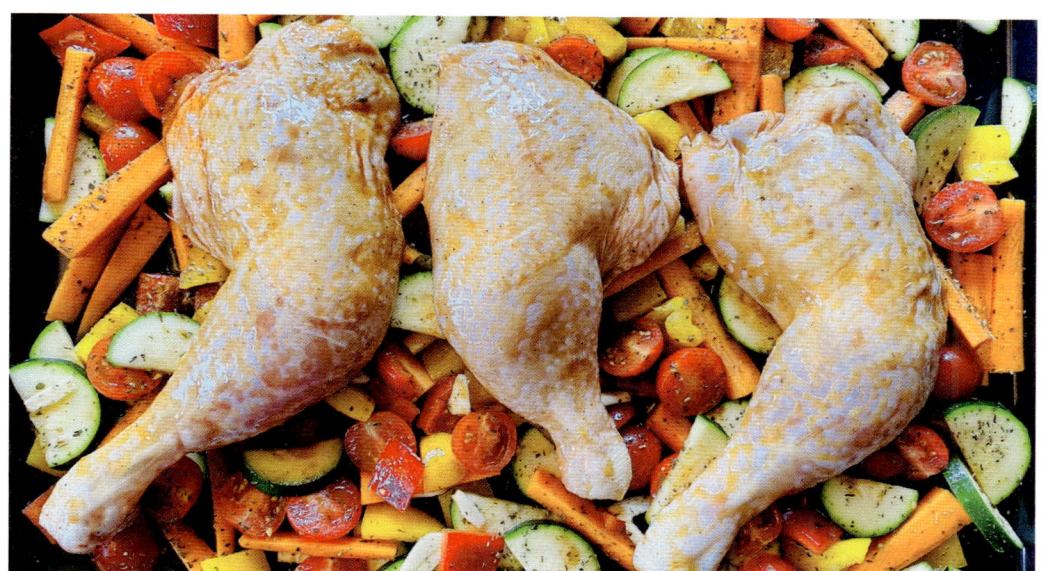

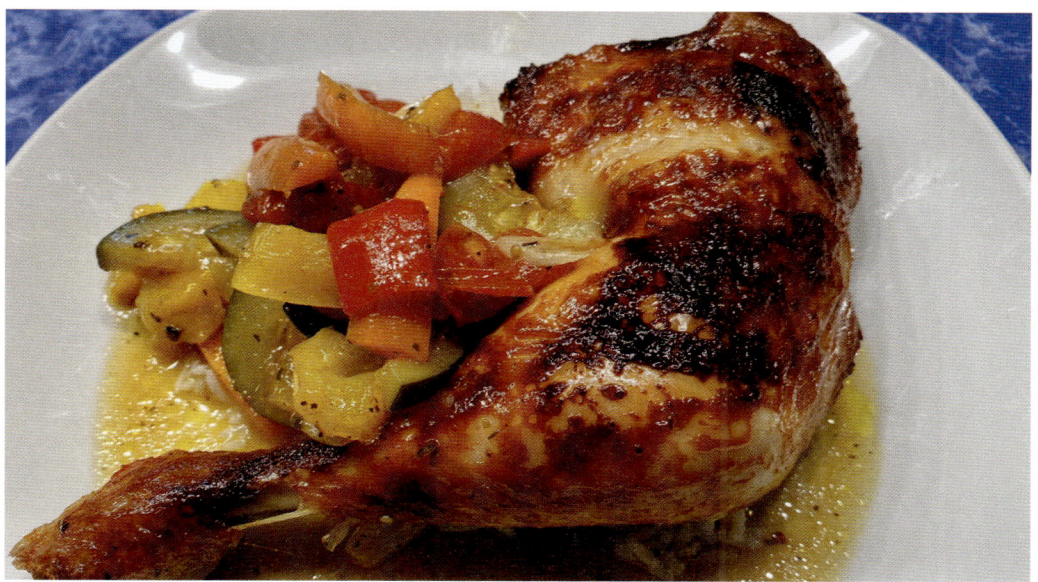

## Schokoladentarte mit Himbeerspiegel à la Teresa

- 200 g Zartbitterschokolade (70 %)
- 200 g Butter
- 100 g Zucker
- 4 Eier
- 1 EL Mehl
- 1/2 TL frische Vanille
- Gefrorene Himbeeren
- 1 Becher frische Himbeeren
- 1 Prise Liebe ❤

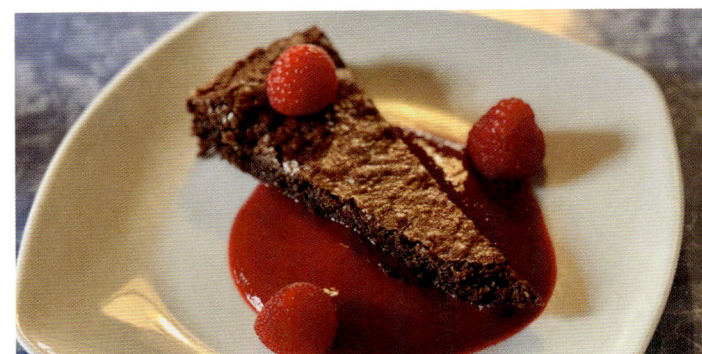

**TIPP:** Wenn man sich so gesund geschlemmt hat, darf man sich und seine Lieben auch mit dem letzten »Himmel im Mund«-Rezept verwöhnen. Vielleicht kommt eine Fortsetzung.

### Zubereitung

1. Schokolade in kleine Stücke schneiden und mit der Butter über dem heißen Wasserbad schmelzen.
2. Die Schokolade in eine Schüssel geben, den Zucker und die Vanille gut unterrühren.
3. Die Eier einzeln unterrühren.
4. Den Backofen auf 175°C Ober- und Unterhitze vorheizen.
5. Das Mehl hinzugeben und klumpenfrei rühren.
6. Die Schokomasse in die gebutterte Tarteform ca. 4 cm hoch reingießen und auf der mittleren Schiene ca. 25 Minuten backen.
7. Die Tarte darf in der Mitte noch weich sein. Sie wird beim Abkühlen fest.
8. Die gefrorenen Himbeeren auftauen, pürieren und durch ein Sieb streichen.
9. In die Mitte des Tellers einen Himbeerspiegel gießen, die Schokotarte platzieren und mit frischen Himbeeren belegen.

# Bonusrezept Vitamincocktail

### VOM LANDHAUS FECKL (SCHWABEN)

- 100 ml Johannisbeersaft
- 200 ml Maracujasaft
- 100 ml Grapefruitsaft
- 1 Flasche Churchill Recovery Soda
- 2 frisch gepresste Limetten
- 50 ml Grenadine Sirup, nach Belieben
- 1 Orangenscheibe zur Dekoration

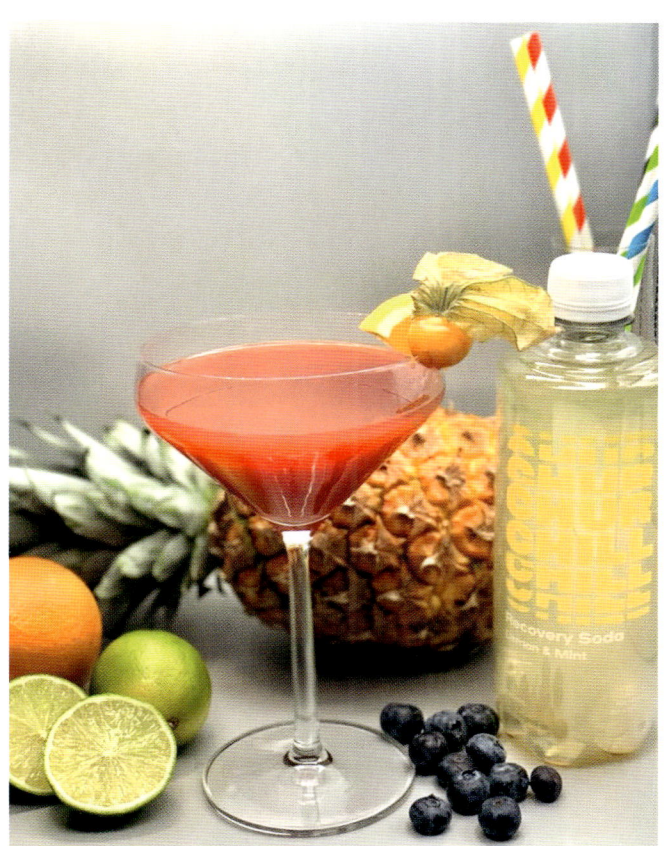

Das ganze Landhaus Team mit Manuela und Franz Feckl wünscht Dir gute Genesung und auf ein baldiges Wiedersehen. Unser Rezept von Deinem Lieblings-Vitamindrink.

# Das Autorenteam

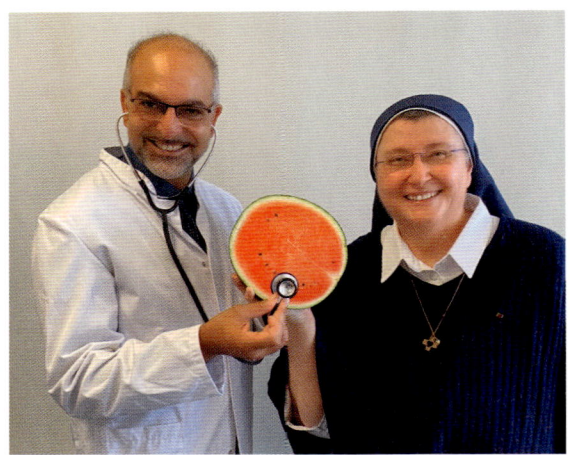

**Schwester Teresa Zukic,** geb. 1964, ist Mitbegründerin der »Kleinen Kommunität der Geschwister Jesu« und eine der bekanntesten Ordensschwestern Deutschlands. Sie ist eine gefragte Rednerin und Autorin von Bestsellern wie »Die Seele braucht mehr als Pflaster« (Herder 2017). Als sie 2020 an Krebs erkrankte, entschied sie sich dafür, in den Sozialen Medien offen über die Höhen und Tiefen ihrer Erkrankung zu berichten. Da sie täglich viele Menschen über die sozialen Medien ermutigt, wird sie auch liebevoll »Instasister« genannt. Das Engagement für Vereine wie die »Initiative mit Krebs leben« ist ihr ein Herzensanliegen.

**Prof. Dr. med. Dr. h. c. Jalid Sehouli,** geb. 1968 in Berlin, ist einer der renommiertesten Krebsspezialisten weltweit. Seit 2007 ist er Professor für Gynäkologie an der Charité, seit 2014 Direktor der Klinik für Gynäkologie der Charité. Neben seinen unzähligen Veröffentlichungen seiner wissenschaftlichen Projekte ist Prof. Dr. Jalid Sehouli Schriftsteller, so schrieb er u. a. das Buch »Von der Kunst, schlechte Nachrichten gut zu überbringen« und das Buch »Marrakesch«. Prof. Dr. med. h. c. Jalid Sehouli setzt sich seit Jahren für eine ganzheitliche Behandlung von Frauen mit Krebserkrankungen ein und hat verschiedenste Initiativen gestartet, um mehr Lebensfreude und Lebensmut bei der Auseinandersetzung mit Krankheit zu ermöglichen und zu fördern.

## Für Rosi

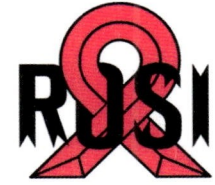

**www.für-rosi.de**

Jahr für Jahr erkranken Abertausende Frauen an Krebs und müssen sich einer Krebstherapie unterziehen. In den Krebstherapieräumen verbringen viele Frauen wegen ihrer Krebserkrankung unzählige Stunden, Tage, Wochen und viele Monate ihres Lebens. Wir arbeiten mit unserer Initiative Rosi daran, die Krebstherapieräume so umzugestalten, dass diese Zeit über das Medizinische hinaus zu wertvoller Lebenszeit wird. Hierzu haben wir ein spezielles Raumkonzept entwickelt, das sowohl die Architektur aber auch inhaltliche Konzepte einschließt und mehr Lebensfreude und Achtsamkeit schenken soll. Dafür brauchen wir Ihre Unterstützung.

Danke, Ihr Prof. Sehouli
Charité – Universitätsmedizin Berlin
DEUTSCHE BANK | IBAN: DE68 1007 0000 0592 9799 00 | BIC: DEUTDEBB
Verwendungszweck: Rosi

## Initiative mit Krebs leben – Südlicher Bayerischer Wald e.V.

**https://initiative-mit-krebs-leben.de/**

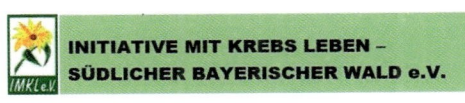

Unser Verein ist ein gemeinnützig anerkannter Verein, der Krebskranke und ihre Angehörigen berät und unterstützt. Unser Verein finanziert sich ausschließlich aus Spenden und Mitgliedsbeiträgen. Die Mitglieder unseres Vereins beraten kostenlos und sozialrechtlich kompetent. Wir helfen Ihnen bei Behörden und Sozialleistungsträgern, den richtigen Weg zu finden. Sie erfahren hier auch Unterstützung bei finanziellen Engpässen durch Geld- und Sachzuwendungen, sofern staatliche Hilfe nicht oder nicht ausreichend gewährt wird. Wir unterstützen Projekte, die die Lebensqualität Krebskranker verbessern, vermitteln Adressen von Selbsthilfegruppen, Sportgruppen, psychologischen Beratungsmöglichkeiten, der Hospiz-Bewegung und leisten Hilfe bei der Trauerbegleitung. Durch Vorträge und Veranstaltungen zu sozialrechtlichen und medizinischen Themen ergänzen wir unser Angebot. Danke für Ihre Hilfe.

Ihre Dr. Heidi Massinger-Biebl und Ehrenmitglied Sr. Teresa
Initiative mit Krebs leben e.V.
Sparkasse Waldkirchen | IBAN: DE42 7405 1230 0009 0582 98 | BIC: BYLADEM1FRG

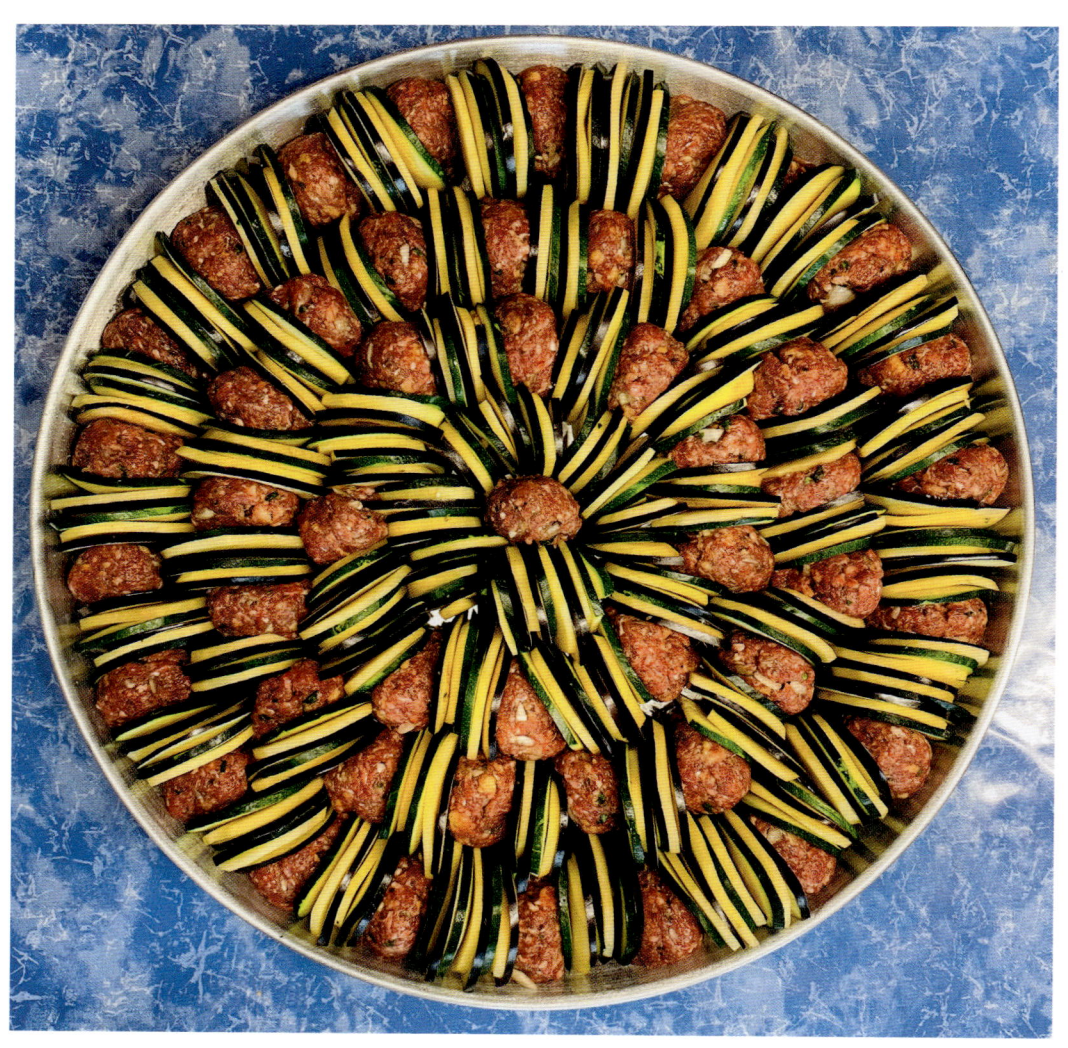

Gemüse-Hackfleisch-Traum, Rezept auf Seite 82